患者様・ご家族のための

回復期

リハビリテーション

丸石正治

医療法人健応会　理事長　　広島大学客員教授

はじめに

現代の医療において、リハビリテーションほど広く使われている用語も珍しいでしょう。手術後すぐに実施されるものから、クリニックで行われる電気治療に到るまで、リハビリテーションの意味は広くとらえられています。

本書では、厚生労働省が定めた「回復期リハビリテーション病棟」で行われているリハビリテーションについて、解説します。本書はリハビリテーションの方法や介護の方法などのマニュアル本ではありません。長年の臨床経験から、大切だと思うこと、伝えたいと思うことを選んで記入させていただきました。ですので、おそらく他の書籍には書かれていない内容も多いと思います。我々医療者と患者様・ご家族が協力して、回復期のリハビリテーションをより充実させるために、その基礎となることを、最新の知見も加えて、解説しました。

具体的には、先ずリハビリテーション施設にもいろいろあり、リハビリテーションの提供量と質に差があることを解説しました。次に、この時期の患者様の心理とご家族の心構えについて解説しています。さらに、リハビリテーションは身体に負荷をかける医学ですので、栄養管理と全身管理の大切さを述べています。私の専門領域である高次脳機能障害についても、基本的なことを解説し、運転の再開や復職についても説明しました。

心のケアの章は、多くの方々に伝えたい部分です。患者様・ご家族のみならず、回復期リハビリテーションに携わるスタッフにも読んでいただきたいと思います。

具体的な例を伝えるために、私が所属する医療法人健応会の福山リハビリテーション病院の写真を使っています。肖像権の問題もあり他院の写真を勝手に使うわけにはいきませんので、自分の病院の写真ばかりになってしまうことをご容赦ください。

脳卒中などを発症し、先々のことに不安を抱えている患者様やご家族にとって、何らかのご助力になれば幸いです。

平成28年9月　著者

目次

第4章 リハビリテーション栄養学

第5章　高次脳機能障害　95

第1章

何故
リハビリテーションの
結果に差が出るのか？

回復期リハビリテーションは病棟単位で運営されている

回復期リハビリテーション病棟には　専門職が配置されている

回復期リハビリテーションは急性期を脱したのちに、リハビリテーションを実施するための医療です。厚生労働省では、この期間の医療制度を「回復期リハビリテーション病棟」として、病棟単位で運営するよう定めています。回復期リハビリテーション病棟は、多くの専門職種がチームを組んで集中的なリハビリテーションを実施し、心身ともに回復した状態で自宅や社会へ戻っていただくことを目的とした病棟です。

一般の方が気を付けることとして、回復期のリハビリテーションをしているというだけで、厚生労働省が示した病棟単位の施設基準には当てはまらない病院も存在しますので、混同しないように注意が必要です回復期リハビリテーション病棟では、病名と、病気・怪我を発症してから入院するまでの期間が決められています。たとえば、脳卒中や大腿骨頚部骨折などでは発症から2か月以内、靭帯損傷では1か月以内です。

したがって、患者様・ご家族の方は、急性期の手術が終わったら、直ぐに次の病院を探す必要があり、ゆっくり選んでいる時間的余裕もない状況です。もちろん多くの方々にとって初めての経験ですので、病院選びのための基準をどこに置くのか、判断が難しいと思われます。

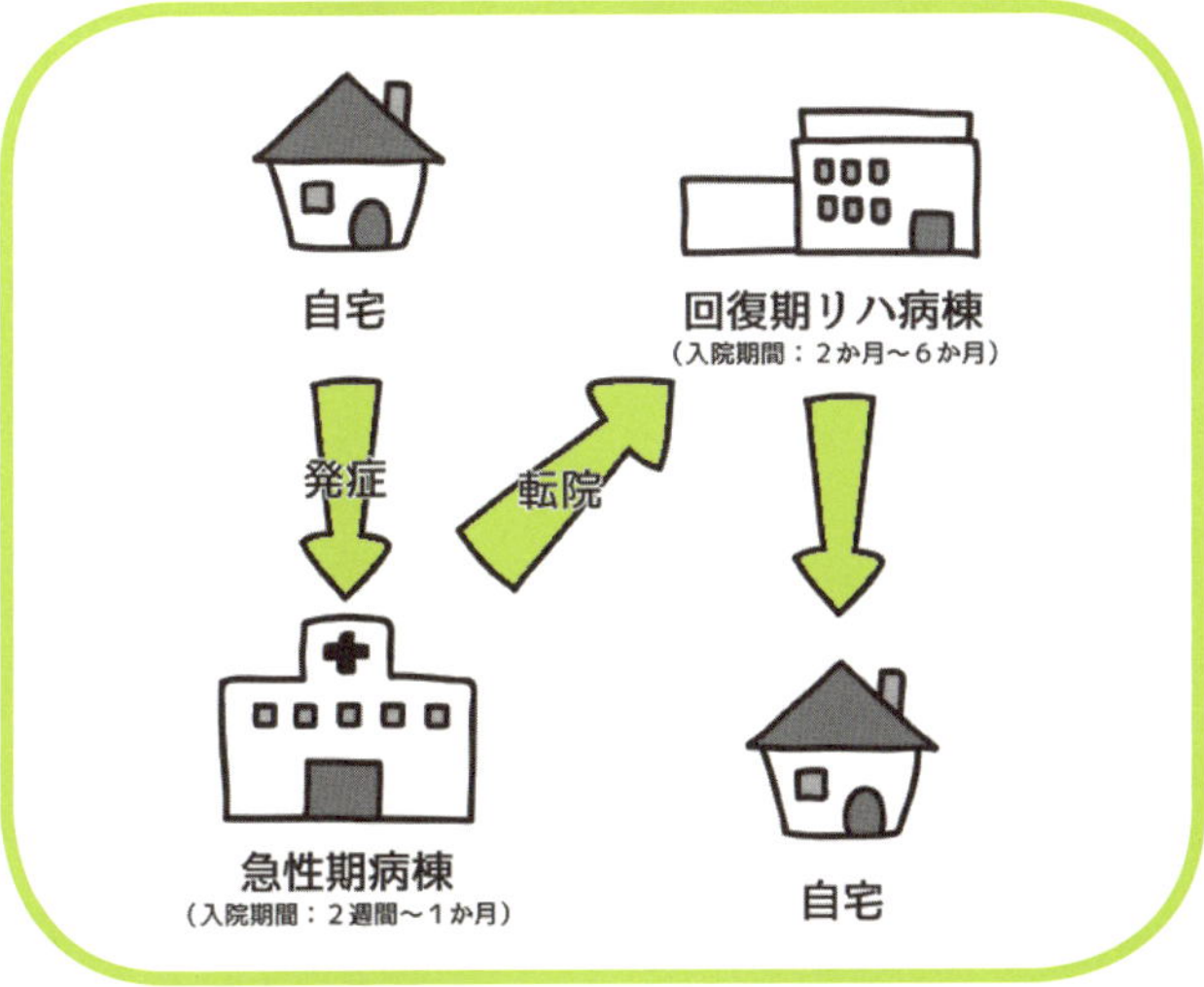

回復期リハビリテーション病棟には充実度に応じた区分がある

3段階で1が最良　体制強化でさらに2段階優良な施設も

回復期リハビリテーション病棟は、リハビリテーションに必要なスタッフ配置が十分か、重症度割合（重症な患者に対応しているか）、休日にもリハビリテーションができる体制があるか、などの基準に照らして、1・2・3の3段階に分類されています。その中で最も優れているのが施設基準1です。

具体的に説明します。リハビリテーションを行うには、通常の医師看護師のスタッフ配置の他に、リハビリテーション病棟に専従の医師・理学療法士・作業療法士・言語聴覚士、さらには社会福祉士といったメンバーが必要で、それらが厚生労働省の定めた最も厳しい基準をクリアした施設だけが、回復期リハビリテーション病棟1と認可されます。

スタッフ配置の他に、リハビリテーション病棟1には厳しい基準があり、休日もリハビリが行え、病棟に入院してくる患者の30％以上が重度であり、かつその重症者にも一定の改善をもたらし、在宅復帰率が70％以上であることが条件となります。一方で、3であればスタッフ配置の基準も甘く、休日のリハビリ体制や重症度比率・在宅復帰率の制限もありません。したがって、単に回復期リハビリテーション病棟といっても1であれば、リハビリ時間も多く（後述）、すでに厳しい条件をクリアしているわけですから、高い改善が期待できます。

さらに、**体制強化加算**という加算制度があります。これは医師や社会福祉士のスタッフを充実させて機能向上に努めているリハビリテーション病棟を厚生労働省がさらに優遇している措置で、充実度に応じてさらに2段階に分かれます。

厚生労働省の認可は通常数か月単位で見直しがありますので、施設基準や加算については、個々の病院のパンフレットやホームページを参考にするのが最もリアルタイムです。もちろん、一概に回復期リハビリテーション病棟の施設基準や体制強化加算が、個々の患者様の改善に直結するかは結論できませんが、すでに結果を残している施設が認可されているわけですから、利用者にとってみれば重要な判断基準になると思われます。

回復期リハビリテーション病棟の対象疾患

疾患	発症から入院までの日数	入院期間
脳血管疾患、脊髄損傷、くも膜下出血のシャント術後、脳腫瘍、脳炎、脊髄炎、多発性神経炎、多発性硬化症等の発症もしくは手術後	2か月以内	150日
高次脳機能障害を伴った重症脳血管障害、重度の脊髄損傷、頭部外傷を含む多発外傷	2か月以内	180日
大腿骨、骨盤、脊椎、股関節、若しくは膝関節の骨折または二肢以上の多発骨折発症後または手術後	2か月以内	90日
外科手術または肺炎等の治療時の安静により廃用症候群を有しており、手術後または発症後	2か月以内	90日
大腿骨・骨盤・脊椎・股関節・膝関節の神経、筋・靭帯損傷後	1か月以内	60日
股関節または膝関節の置換術後	1か月以内	90日

回復期リハビリテーション病棟の施設基準

	回復期1	回復期2	回復期3
医師配置	専任常勤医1名以上		
看護職員配置	13対1	15対1	
ﾘﾊﾋﾞﾘﾃｰｼｮﾝ職員配置	専従の、PT3名、OT2名、ST1名以上	専従の、PT2名、OT1名以上	
社会福祉士配置	1名以上	不要	
重症者の割合	3割以上	2割以上	規定なし
在宅復帰率	7割以上	6割以上	規定なし
医療・看護必要度	1点以上が0.5割以上	規定なし	
重症者のADL改善	3割以上が4点以上改善	3割以上が3点以上改善	規定なし
休日ﾘﾊﾋﾞﾘﾃｰｼｮﾝ体制	要	不要	

(平成28年度)

リハビリテーション医学の専門医・指導医がいるか?

日本リハビリテーション医学会が定めた専門医・指導医制度

リハビリテーションの専門性を判断する際に、リハビリテーション医学会の専門医制度・指導医制度も参考になります。

リハビリテーション専門医になるには、学会が定めたリハビリテーション研修施設で3年以上の研修を受けた後、専門医試験に合格した医師だけが専門医の資格を付与されます。さらにその中で、特定の医師に**リハビリテーション指導医**の資格が与えられます。そして、指導医が在籍している病院が**リハビリテーション研修施設**として認可されています。

専門医研修施設も、専門医・指導医資格も、日本リハビリテーション医学会が定めた資格であるため、先ほど説明した厚生労働省の施設基準とは関係ないものになりますが、学会

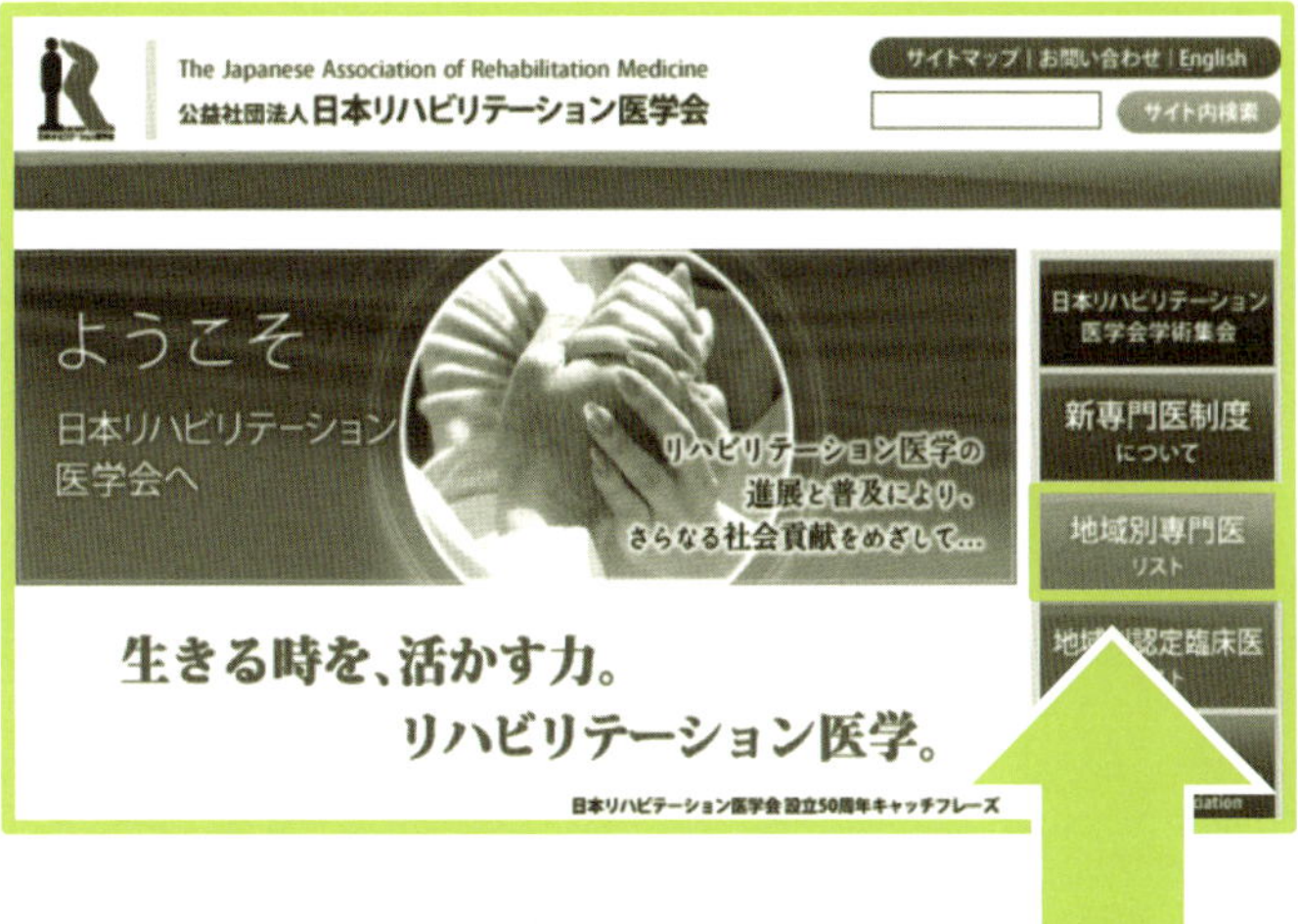

（http://www.jarm.or.jp）

がその医療的内容をリハビリテーションとして相応しいと判断しているという点では重要といえます。情報は学会ホームページから閲覧でき、各地域のリハビリテーション医学会専門医のリストが掲載されており、一般の方々でも閲覧可能です（上記）。ただし、ホームページは学会員（医師）でないと閲覧できないページもありますので、ご注意ください。

リハビリテーション専門医試験は年に1度実施されていますので、毎年合格者がホームページに追加記載されています。

リハビリテーションの提供量（提供時間）が最も大切だが…

機能回復に一番影響するのは　リハビリ時間というデータ

　どのようなリハビリテーションをするかが重要であることは言うまでもありません。例えば歩行訓練であれば理学療法士が担当し、生活動作訓練なら作業療法士、言語聴覚の訓練や嚥下訓練なら言語聴覚士というように、おおまかな訓練の方法は区別されなければなりません。

　前述の回復期リハビリテーション病棟施設基準1であれば、そのようなスタッフは充実しているので、後遺症に応じたリハビリテーションメニューを組むことができます。

　さらに、（例えば、歩行練習の方法にも数種類あり）どのような訓練方法が良いのかが問題になります。はたして、どのような訓練方法がベストなのでしょうか？　このような疑問について、多施設間の研究データが古くから多くあります。これらの研究結果を総合的に比較した論文によると（多変量解析、コクランレビュー参照）、最も機能回復に影響を与えた因子は、リハビリテーション提供量（提供時間）でした。すなわち、どのような歩行練習をするかよりも、どれだけ歩行練習をするかの方が重要な因子でした。この分析によると、提供量の影響が強すぎてその他の因子の影響を無視してもよいくらいでした。

このコクランレビューという論文を見る限りでは、回復期のリハビリテーションではリハビリテーション提供量（提供時間）が多い施設を選ぶ方が良い結果が期待できるということになり、厚生労働省が定めた施設基準の考え方と整合性のある研究結果と言えます。

学術的には以上のような結論となりますが、その一方で、個々の回復期リハビリテーション施設を見ると、その法則に当てはまらない施設も存在するのが現実です。その理由は個々の病院の事情もあり明らかではありません。可能性の一つとして、リハビリテーションの質（クオリティ）についても調査する必要があると考えられます。それについて、2016年度から、アウトカム評価と呼ばれる、新たな評価基準が厚生労働省で設けられました。

アウトカム評価でリハビリ病院の実力が分る時代に

平成28年度からリハビリ成果（アウトカム）を病院毎に数値化

前述のように、回復期リハビリテーションには病棟単位で1～3の区分がありますが、本当にその施設基準通りの成果を上げているのでしょうか？　また、リハビリテーション専門医・指導医が常駐する病院では機能回復が本当に優れているのでしょうか？

制度的にある程度の確率で優れていることは予測されますが、さらに病院ごとの実力を明らかにするほうが利用者にとってメリットがあるのは言うまでもありません。

そこで、平成28年度からリハビリテーション病棟を退院する患者の機能回復の度合いを数値化する方法が導入されました。

患者の**日常生活関連動作（ADL, activities of daily loving）**を評価する方法として、**機能的自**

質の高いリハビリテーションの評価等、患者の早期の機能回復の推進について（平成28年度診療報酬改定）

- 回復期リハビリテーション病棟におけるアウトカムの評価
- 回復期リハビリテーション病棟入院料体制強化加算の施設基準の見直し
- ADL維持向上等体制加算の施設基準の見直し等
- 初期加算、早期加算の算定要件等の見直し
- 廃用症候群リハビリテーション料の新設
- 要介護被保険者の維持期リハビリテーションの介護保険への移行等
- 心大血管疾患リハビリテーション料の施設基準の見直し
- 生活機能に関するリハビリテーションの実施場所の拡充
- 運動器リハビリテーション料の評価の充実
- リハビリテーション専門職の専従規定の見直し
- リンパ浮腫の複合的治療等
- 摂食機能療法の対象の明確化等

立度評価法（FIM, functional independence measures）が世界的に導入されています。これは生活動作に関連する18項目を、それぞれ7段階（7が自立、1が全介助）に分けて、合計18×7＝126点として数値化する方法です。18項目のうち、13項目が運動機能、5項目が認知機能に関連します。

平成28年度から導入された制度では、回復期リハビリテーション病棟に入棟した日から退院日までの回復具合を、FIM運動13項目点数の差として数値化し、病院ごとに評価することになりました。この制度によると、医療制度上回復期リハビリテーションが認められる最大日数（脳卒中であれば150日、大腿骨頸部骨折であれば90日）入院したとき、退院時のFIMが入院時よりも、全患者の平均で27点以上であることが要望されています。

新しい制度では、27点を下回る病院では、2時間を超えるリハビリテーションが保険適応できなくなります。したがって、その病院では実質的にリハビリテーション提供量が最大でも2時間に減ってしまいます。

すなわち、27点を超える回復期リハビリテーション病棟は最大3時間のリハビリテーションを提供できる体制を継続できますが、27点以下の病棟では2時間しか提供できなくな

FIMの評価方法

自立度	点数
自立	7点
修正自立	6点
監視	5点
最小介助	4点
中等度介助	3点
最大介助	2点
全介助	1点

FIMの運動評価項目

大項目	小項目	点数
セルフケア	食事	1～7点
	整容	1～7点
	清拭	1～7点
	更衣（上半身）	1～7点
	更衣（下半身）	1～7点
	トイレ動作	1～7点
排尿コントロール	排尿管理	1～7点
	排便管理	1～7点
移乗	ベッド・椅子・車椅子	1～7点
	トイレ	1～7点
	浴槽・シャワー	1～7点
移動	歩行・車椅子	1～7点
	階段	1～7点
合計		13～91点

アウトカム評価 $\dfrac{\text{退院時FIM}-\text{入院時FIM}}{\text{入棟日数／入棟期限}} > 27$

り、ますます良好なアウトカムを出しにくい状況の悪循環に陥ります。

今後、良好なアウトカムを出し続ける病院とそうでない病院で差がますます出てくることが予想されます。また、急性期病院が手術結果を公表するのと同じように、リハビリテーション病院もアウトカムを公表する時代が訪れるものと思われます。

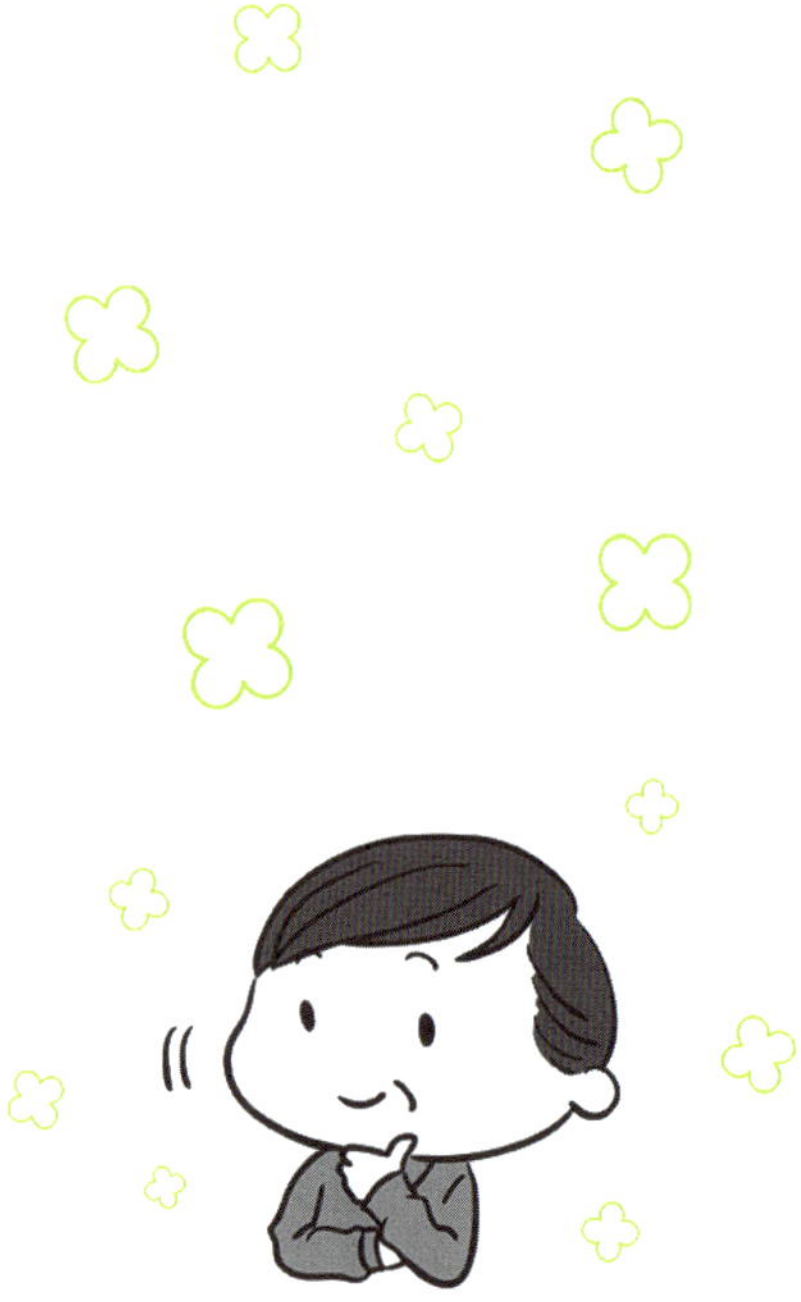

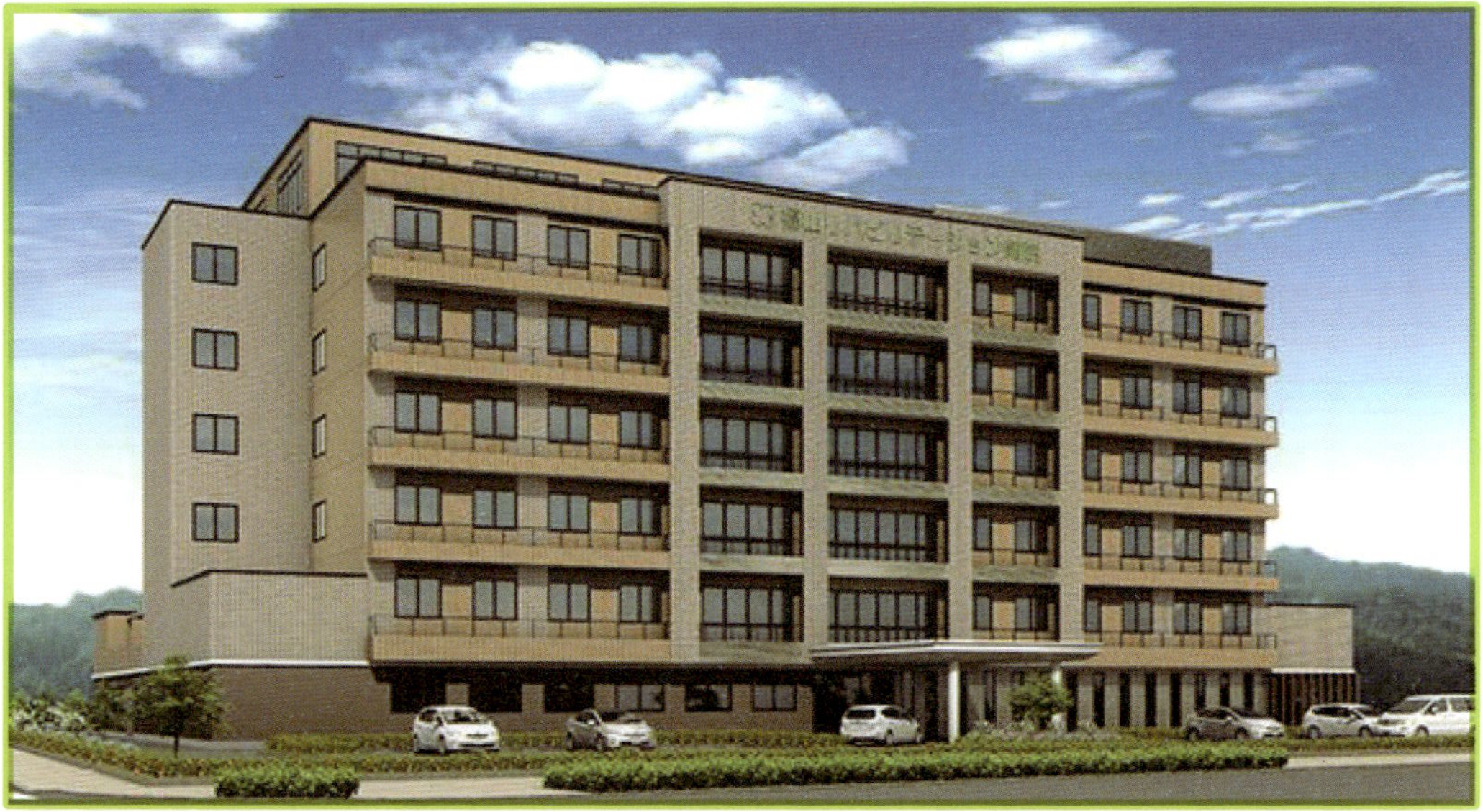

福山リハビリテーション病院　回復期リハビリテーション病棟施設基準１　体制強化加算
リハビリテーション医学会認定研修施設、アウトカム実績指数 49.1（平成 28 年 7 月現在）

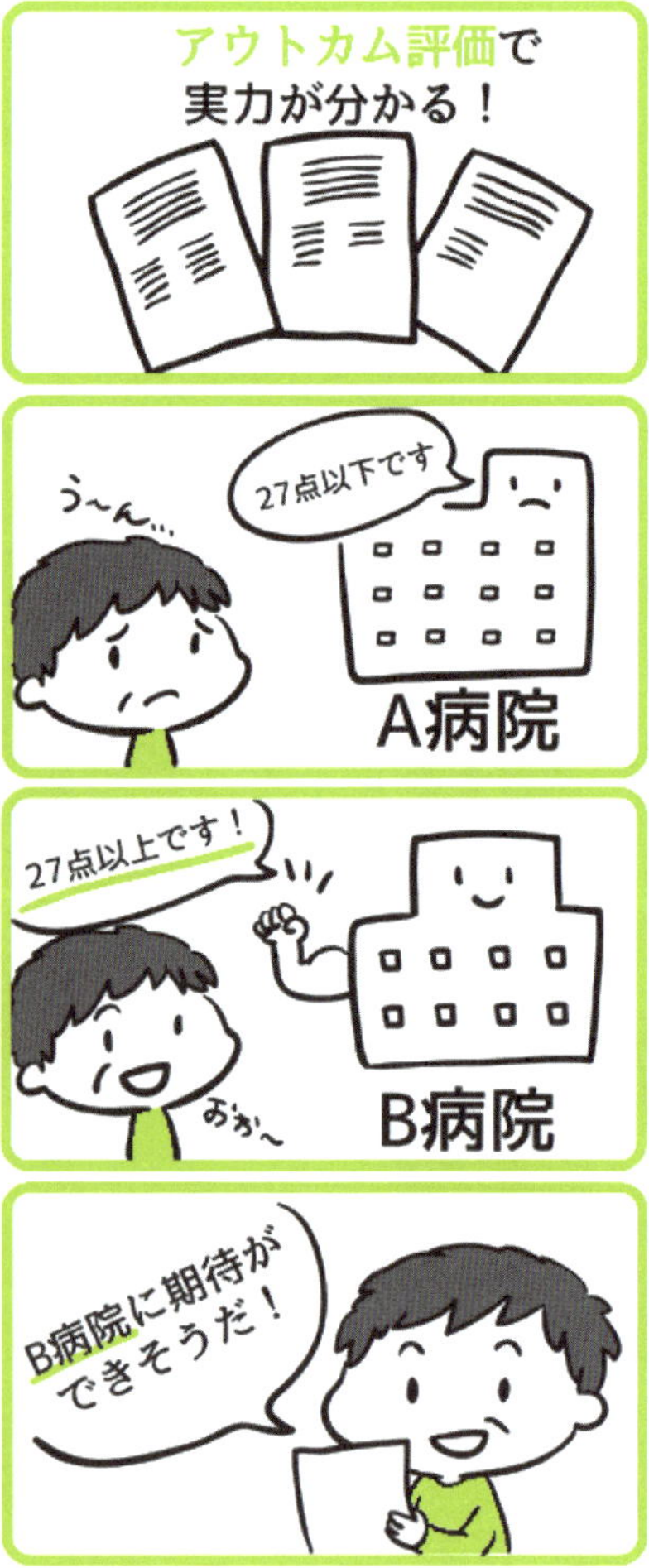

アウトカム評価で
実力が分かる！
う〜ん…
27点以下です
A病院
27点以上です！
おお〜
B病院
B病院に期待ができそうだ！

第2章

回復期の心のケア

世界保健機構の健康の定義は身体的・精神的・社会的に完全な状態

単に病気から回復することが、健康という意味ではない

回復期にどんな医療が必要かを議論する前に、何のためにリハビリテーションをするのかについて考えてみましょう。

当たり前のことですが、弱った肉体を回復に向かわせ、麻痺などの病気の後遺症を改善させるためであることは言うまでもありません。

それでは、身体的に回復すればヒトは健康と呼べるのでしょうか？　世界保健機能（WHO）は、「健康とは、**身体的・精神的・社会的（福祉的）**に完全な状態」と定義しています。すなわち、健康とは単に疾病から回復した状態を指すのではなく、精神的にも社会福祉的にも完全な状態のことなのです。

健康とは、身体的・精神的・社会的に
完全な状態のこと

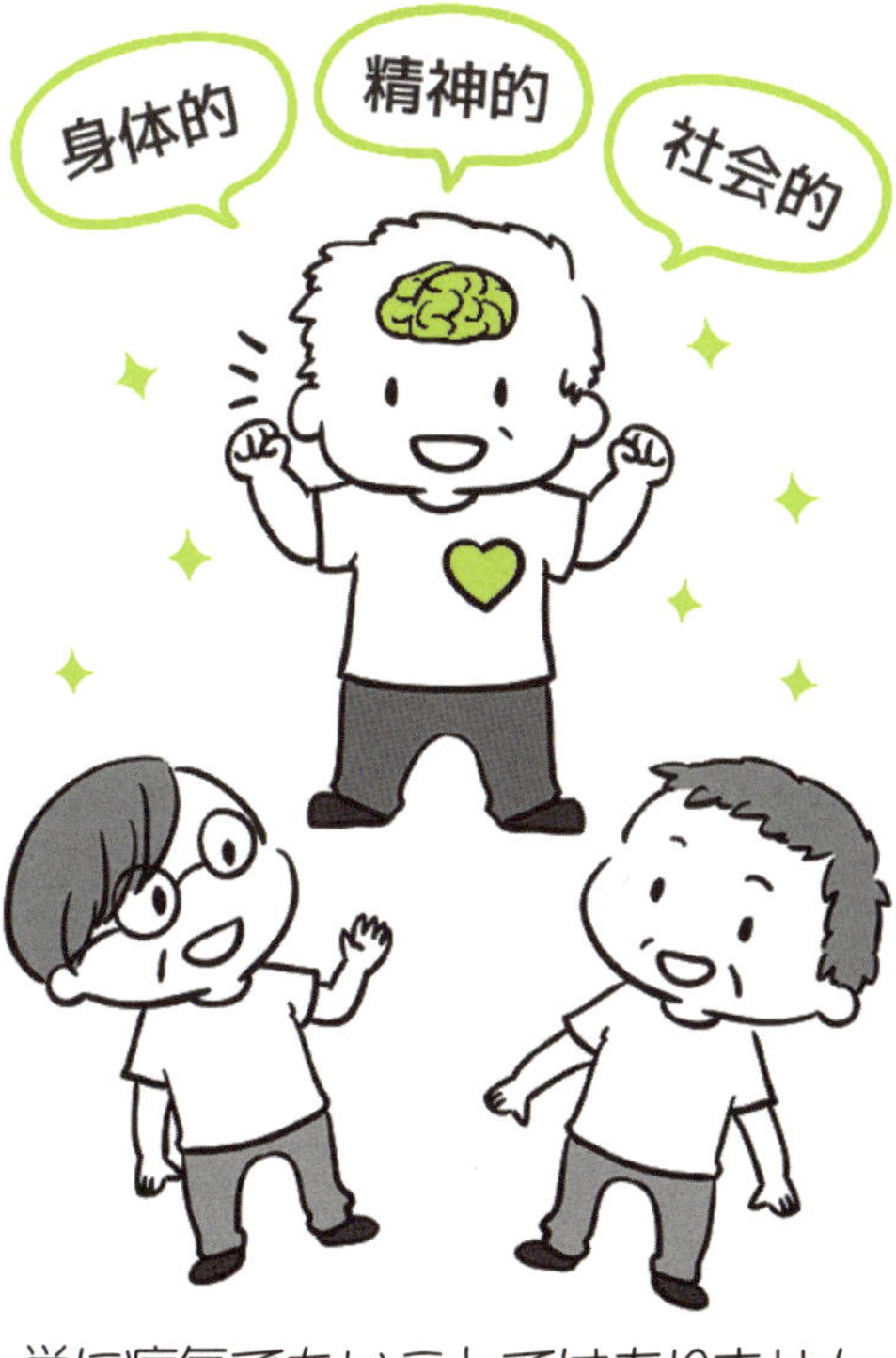

単に病気でないことではありません

私が経験した患者様の例で説明してみます。一人暮らしの高齢の女性が脳卒中後遺症で入院してきました。彼女には二人の子供がいましたが、二人とも首都圏で既に子供もおり、田舎に帰って母の介護をすることはできないとのことでした。

見舞いに来た子供たちは、「元気になってまた住み慣れた家に帰ろうね。」と励ましました。本人もそのつもりで、必死でリハビリテーションを頑張った結果、自分で歩けるようになりました。しかし、一人暮らしをするには、家事や買い物など、乗り越えるハードルはたくさんあります。やがて、一人暮らしを再開できそうにないとわかると、「家に帰れないなら、生きている甲斐がない。」と、発言を繰り返すようになり、食事も食べなくなったのです。

身体機能の回復だけにしか視点が向かず、社会福祉的な援助と精神的ケアが遅れてしまうと、このような事態を迎えてしまうことも経験します。

この患者様は、介護サービスを利用しながら住み慣れた住居で一人暮らしを再開されることになりました。近所の方々にも支えられ、充実した生活を送っておられます。世界保健機構の健康の定義に福祉の状態があるのはこのような理由です。

リハビリテーションの究極の目的は人間性の復権

万が一後遺症が残ってもどう生きていくか、自立した生活とは？

リハビリテーションの語源は19世紀キリスト教の宗教裁判にあります。魔女の疑いがかけられた後に宗教裁判によって人間として認められた場合に、**re**（**再び**）、**habitate**（**人間になる**）と宣言されるのです。ですから、リハビリテーションとは「再び人間になる」という意味です。この概念は、前項で説明した、健康が単に疾病から回復することではなく、精神的・社会的（福祉的）に完全になる、という概念と、非常によく似ています。

この言葉が医学に応用されたのは、第1次世界大戦の負傷兵に対してです。その後もリハビリテーションの意味はその解釈をめぐって議論が重ねられてきました。

「もう一度働けるようになる医療」という解釈がされた時期もありますが、働くことを強制する思想に対して強い反対を受けました。「機能回復をする医療」という考えも、機能回復しない人への配慮が欠ける等の理由で反対を受けました。反対意見を主張した人々の共通する概念は、障害の残った人の人生を医療者などの他人が決めてしまうこと、自分たちの意思が反映されていないこと、への反論です。

近年になって、ヨーロッパで「**ノーマライゼイション**（normalization）」という概念が発達し、障害のある人も一般の人と同様に暮らせる社会の重要性が説かれました。同時期に北米では、「**自立した生活**（independent living）」という概念も発達しています。ここで言う自立とは、自分の生活のあり方を自分で決定する権利のことです。

実際にリハビリテーション医療の現場に長くいると、我々スタッフの役割が単なる機能回復だけではないことを実感させられます。悲嘆にくれる患者様への共感であったり、混乱する家族への支援であったり、障害を残したまま生きることへの応援であったり、回復期の医療には、全人的なアプローチが必要なのです。そのためには、医師中心の急性期医療よりも、多職種による「**チーム医療**」がさらに重要となってきます。

中世の宗教裁判が

リハビリテーションの語源

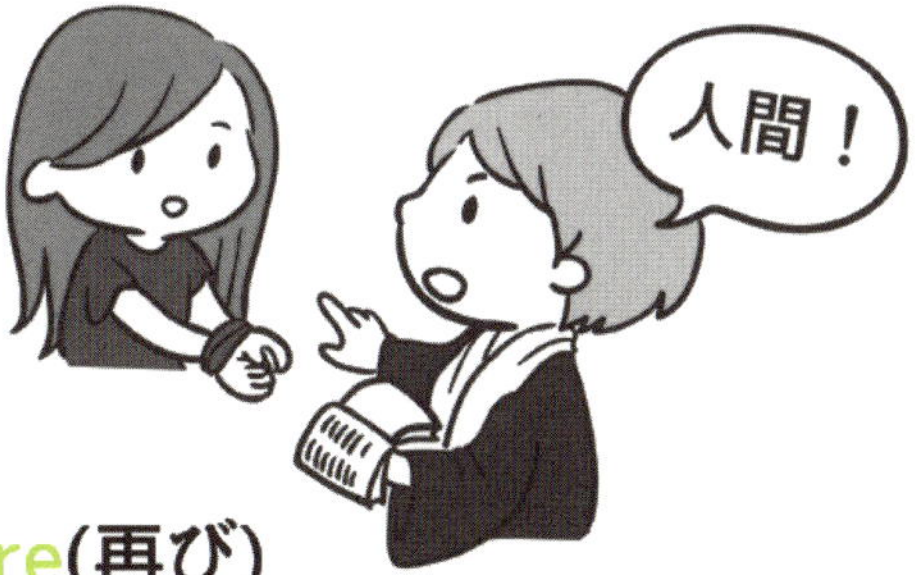

re(再び)
habilitate(人間になる)

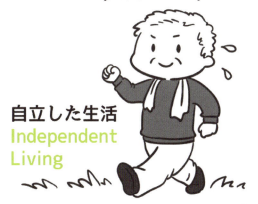

自立した生活
Independent
Living

患者様が決めた生き方を応援するのが
本当のリハビリテーション

回復期に揺れ動く複雑な患者心理

回復期の不安な心理状態を理解することが大切

脳卒中で重い麻痺が残った時、リハビリテーションをしても完全には治らないことがあるのは、通常であれば容易に想像できると思います。しかしながら、自分が当事者になった場合には、その想像を受け入れることはなかなか出来ません。したがって、多くの患者様は、リハビリテーションで自分は治るのか、あるいは後遺症が残ってしまうのか、不安と闘いながら入院生活を送られています。

万が一、後遺症が残りそうだとなった時、患者様が後遺症を心理的に受け入れることを、**「障害受容」**と、呼びます。精神医学の専門家によれば、障害受容が可能になるには、通常、発症から2～3年必要であると言われています。

回復期の患者様の多くは、後遺症が残るかもしれない不安と闘っています

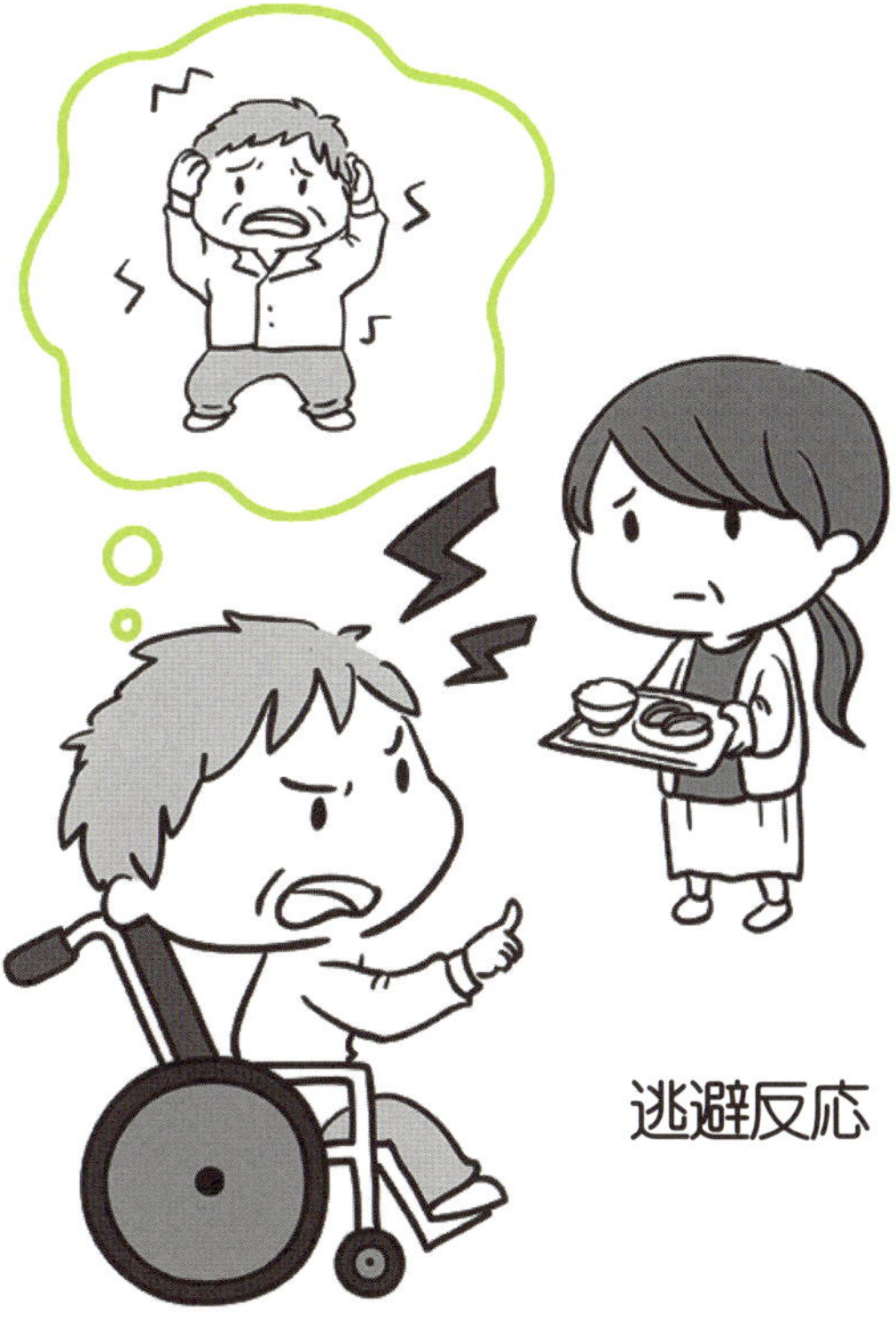

逃避反応

しかしながら、現在の医療制度下では、回復期リハビリテーションに認められる時間は、大腿骨頸部骨折で90日、一般の脳卒中で150日、高次脳機能障害を伴う脳卒中で180日しかありません。

ヒトは思い通りにならないとき、素直にそれを受け入れることは難しいですし、さらにその葛藤が素直に表現されることばかりではありません。自分でも気が付かないうちに、いろいろな精神的心理反応として表現されることがあります。感情的になって怒ったり、逆に理屈っぽくなってしまったり、やせ我慢ばかりして強がったりする人も、少なからずいらっしゃいます。

私が経験した例で、元々亭主関白の夫が脳卒中で入院された時のことです。その方は、出来ないことは何でも付添の妻にやらせ、自宅に帰っても妻にやらせるので、リハビリテーションはしないというのです。冷静に考えるとこのような判断が正しくないことは、患者様ご自身もわかるはずなのですが、おそらく本人は自分に障害が残ることを受容しきれず、自分がこれまで通りの亭主関白にふるまうことにより、完璧な夫像を維持することを無意識に選んだのです。精神医学的にいえば、一種の逃避反応を起こしていたのだと思います。

末期がん患者で研究された患者心理 ステージ理論

否認 → 怒り → 取引 → 抑うつ を経て 受容に辿り着く

精神科医であるエリザベス・キュブラー・ロスという先生の研究で、末期がんと宣告された人が死を受け入れる心理過程を研究した著作があります。日本でも「死ぬ瞬間、死とその過程について」という題名で発売されている名著です。

この研究で、ヒトは末期がんを宣告された後、**否認** → **怒り** → **取引** → **抑うつ**という心理過程を経て、最後に**受容**に到るとされており、これは**ステージ理論**と呼ばれています。

脳卒中などで後遺症が残ることを受け入れるときの心理過程も、これと似た過程をたどると推測されていますので、本項ではステージ理論について紹介します。

末期がんで余命数か月と医師に宣告されたとき、まず最初にたどる心理過程が、「否認」

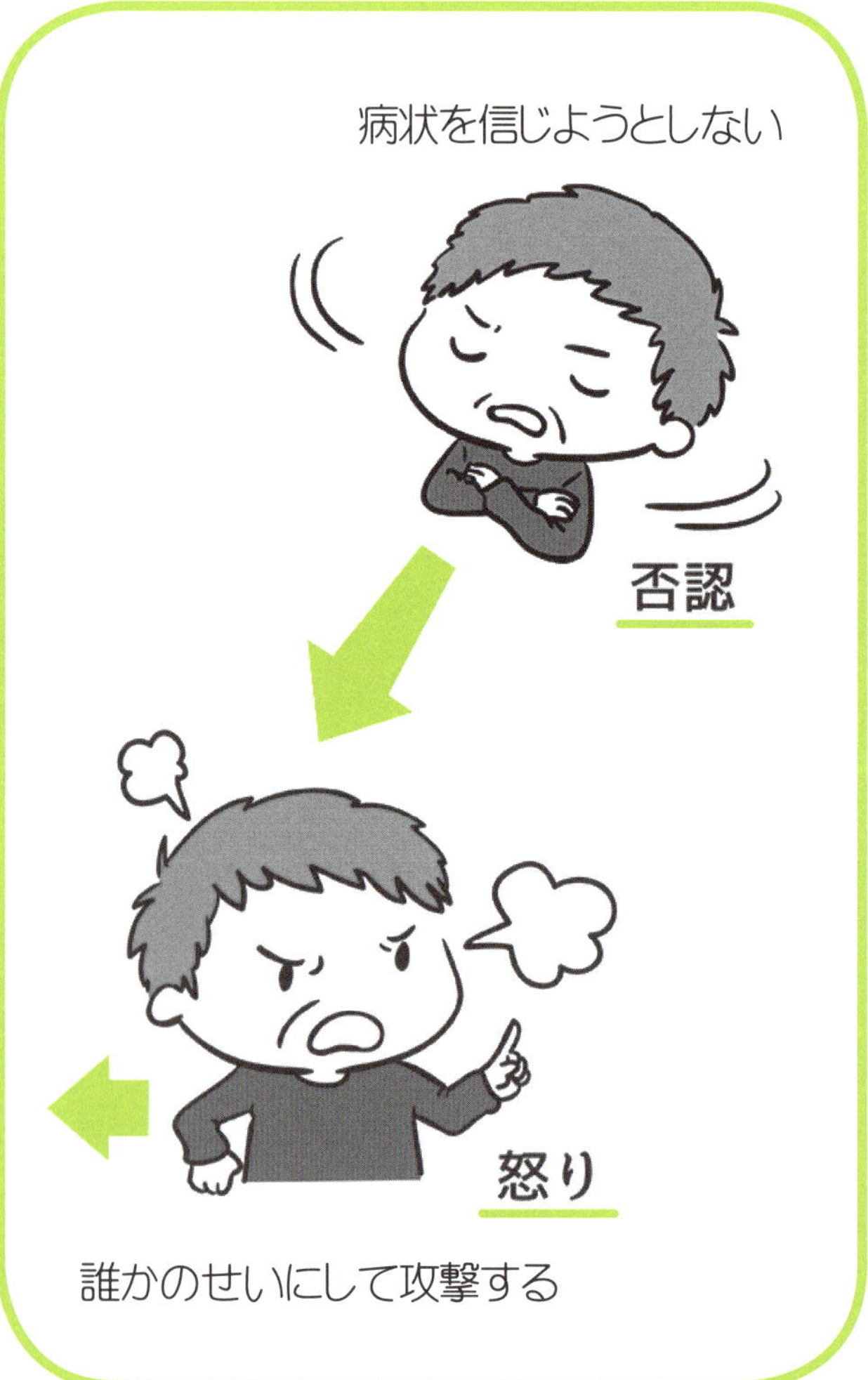
病状を信じようとしない
否認
怒り
誰かのせいにして攻撃する

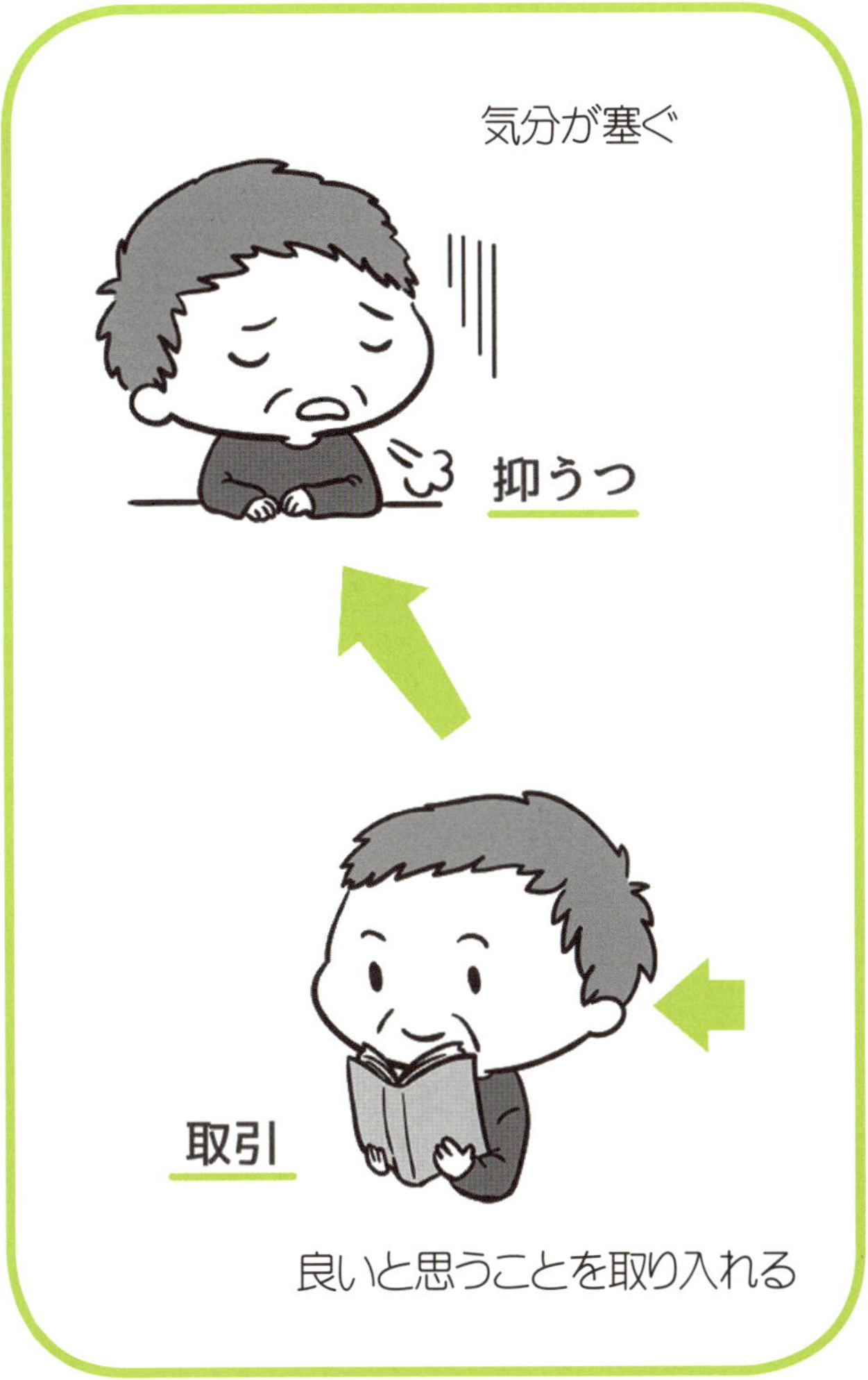
気分が塞ぐ
抑うつ
取引
良いと思うことを取り入れる

です。「本当は助かる方法があるのではないか？」といった通常の疑問に始まり、「診断は本当に正しいんだろうか？」「レントゲン写真は他人のものではないか？」に到るまで、いろいろな疑問を持つのは当然です。近年、セカンドオピニオン外来もあり、そのような心理に対する対応もなされています。

次に来る心理過程が、「怒り」です。これは、不安定な精神を他の対象にぶつけることを言います。例えば、病気になったのを妻のせい（妻の食事の塩分が多かったからとか云々）にして妻に激しく怒ったり、病院に感情的クレームをぶつけ続けたり、看護師に対して暴言を吐くなどの行為です。この心理過程は褒められたものではありませんが、心理的に窮地に立った患者様が助けを求めているサインとして、受け止めていく必要があります。

そして、「取引」の心理過程があります。治療に対して従順になることによって良い結果を期待するというものです。正しい医療に従順であることは良い結果につながるのですが、俗に藁をもすがる心境がこの時期ですので、エビデンスの無い民間療法や詐欺まがいの悪徳商法に興味を持ってしまうこともあります。

このような心理過程を経て、やはり癌が進行している事実を確認していくにつれ、「抑うつ」

を感じます。そしてその絶望を乗り越えて、最後には安らかに死を「受容」する・・・、これがエリザベス医師が示したステージ理論です。

実際には、ステージ理論通りの順番で心理変化することばかりではありません。ときには逆の順番になったり、同時に同じステージが訪れたりすることもあります。

脳卒中など後遺症が残るかもしれない不安と直面とした方々は、このような心理状態であることを、周囲はよく理解し助けていかねばなりません。例え、怒りっぽくなって暴言が頻回になっていても、その方は元々そのような人格ではなく、精神的に追い込まれているための、誰もが経験する状態なのであることを理解し、受け止めていく態度が望まれます。

失ったものでヒトの価値は変わらない4つの価値

失ったものではなく、残っているものの価値、人格的価値が重要

後遺症に関する心理研究でもうひとつ重要なものを紹介します。ライトという医師が切断で上下肢のいずれかを失った方々について研究した、**「4つの価値」**という論文です。

切断で手足を失うと2度と再生することが無いため、患者様は即座にその状態を現実として受け止めなくてはなりません。

この論文には、切断者がどこに価値を見出して自信を取り戻すのか、4つの提言が書かれています。

第1の提言は、「失ったものでその人の価値は変わらない」ということです。手足を失ったことで、その方のヒトとしての価値が変わるわけではありません。失ったものより残ってい

失ったものでヒトの
価値は変わらない

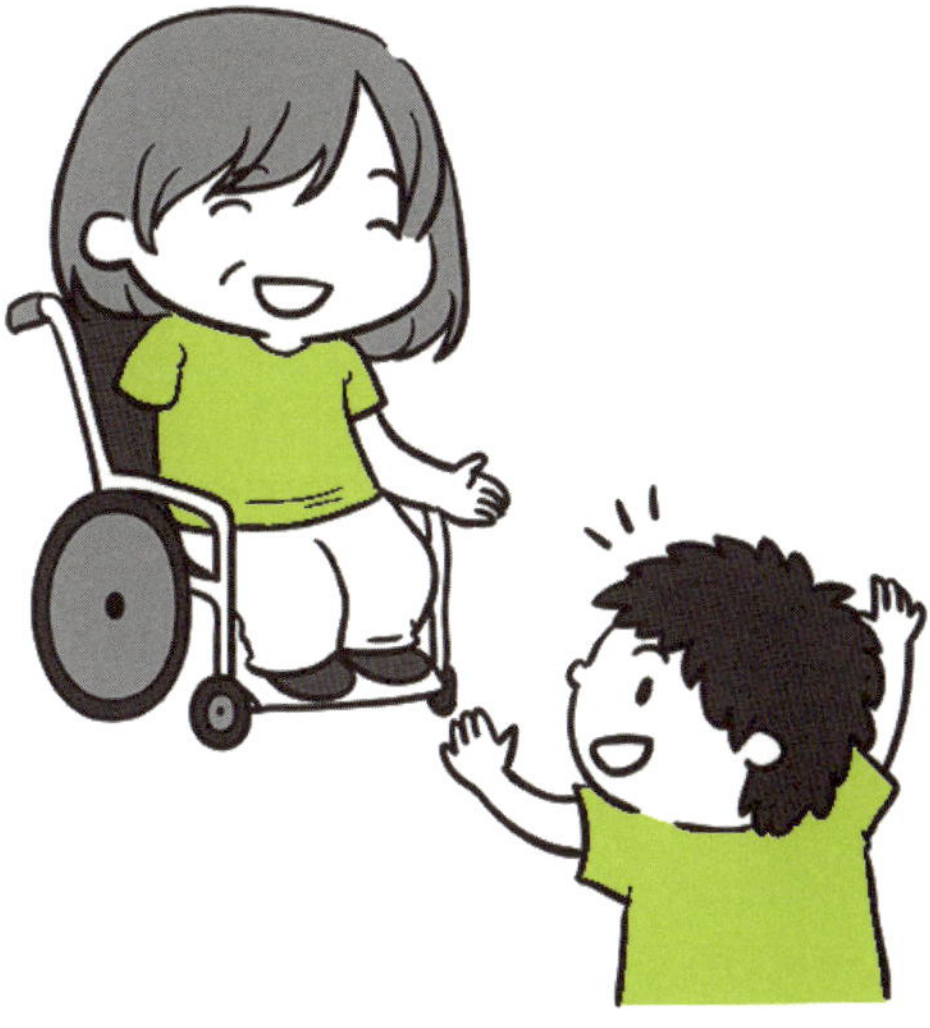

身体的価値よりも
人格的価値！

るものの価値の方が大切です。自分の本当の価値は、まだ自分に残っているのです。

それでは、自分の価値とは何でしょうか？　ライト医師は、第2の提言として、「身体的価値よりも人格的価値が重要」と、述べています。お母さんの手が切断したからと言って、母親を愛さなくなる子供がいるでしょうか？　お父さんを尊敬しなくなる息子がいるでしょうか？　決してそのようなことはないはずです。どんな病気になってどんな後遺症が残ろうとも、家族にとって母親は母親、父親は父親であり続け、愛情は永遠に続いていきます。生きてきた歴史と人格はそのまま生き続けるのです。

第3に、「ヒトと比較しないで自分の価値を見つめよう」と、ライト医師は提言しています。ヒトと優越を比較して、自分の幸せを推し量るのは愚かな行為だということです。わかっていても、病気で後遺症があると、健康な人と比較してしまいます。そうならないように、あえてライト医師は提言しているのです。さらにライト医師は第4の提言として、「負の循環を断ち切ろう」と、述べています。失ったものに心を乱されて自暴自棄にならないように、また家族がバラバラにならないように、お互いの価値を信じあって、支えあっていくことが大切です。

愛情は変わらない

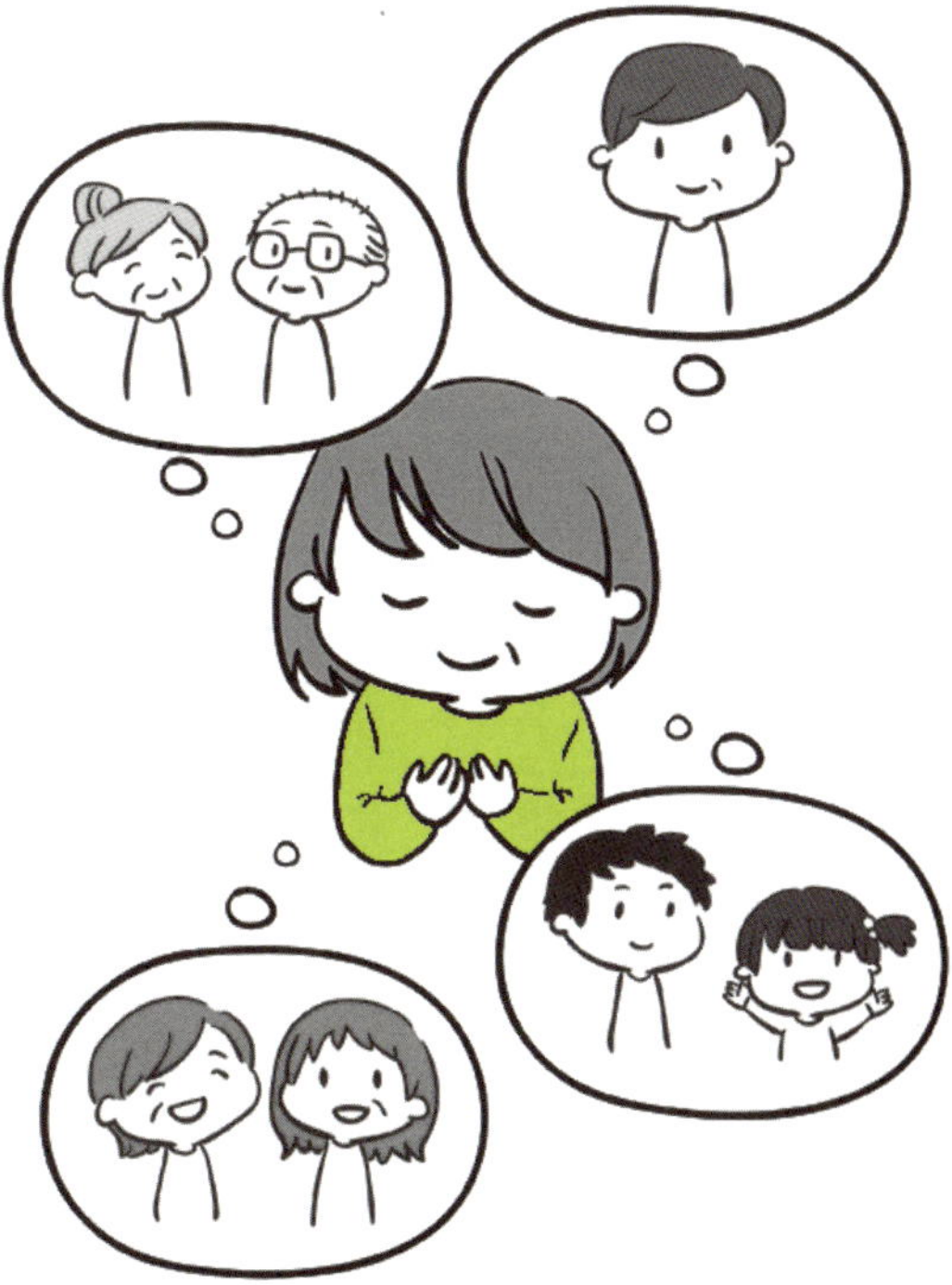

最良のリハビリテーションは家族の理解と共感

患者様の気持ちを理解し、同じ目線に立って対応する

これまで述べた心理過程の中で、患者様を支える最も大切な人たちが、家族であることがお分かりだと思います。だからこそ、その家族の関わり方によって大きな助けとなることもありますし、逆に本人を追い込むこともあるのです。

「共感」について触れたいと思います。例えば、脊髄損傷で両下肢の麻痺が残って車いす生活の方がいたら、周囲はどのように接するでしょうか？　車いすを使わずに立ち上がれと言うことは、絶対にないと思います。一緒に散歩するのであれば、車いすをこぐスピードに合わせて歩くと思いますし、JR などの公共交通機関では係員が手伝ってくれるのも現代の日本ではよく見受けられる光景です。これは、車いすの方がどのように大変か理解し、自分

車いすの人の大変さを理解し手伝う
現代の日本では当たり前の光景です

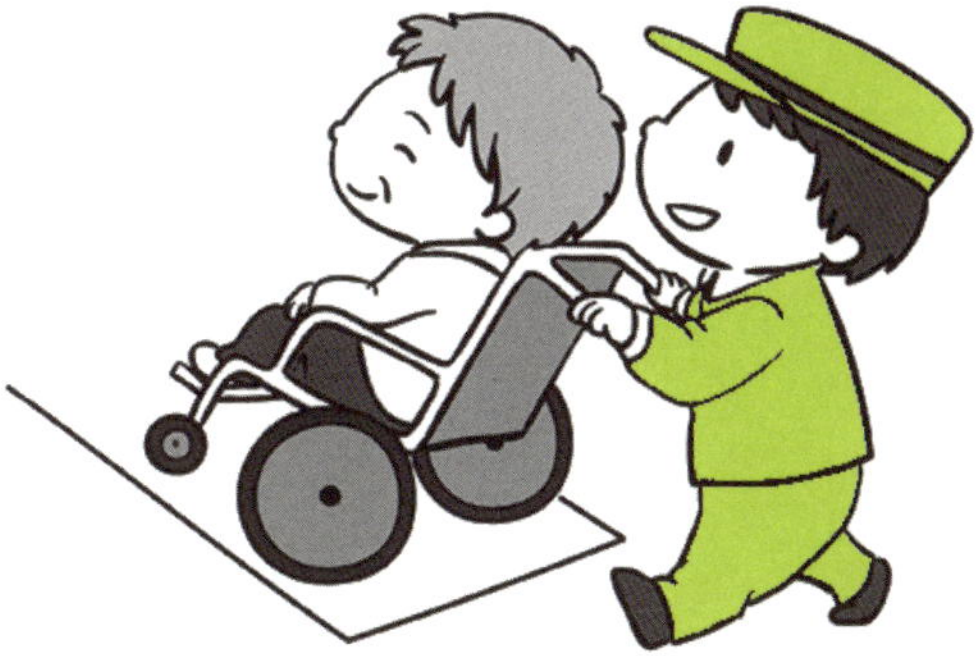

のこととして感じることが出来る、共感力によるもので、その大変さが自分のことととして感じることが出来るから、自分よりも相手を優先できるのだと考えられます。

しかしながら、例えば私が専門としている高次脳機能障害など、認知症や記憶の問題、言葉の問題を抱える方々に対してはどうでしょうか？　これらの症状は目に見えませんので、共感しにくいことがよくあります。脳卒中で言葉がうまくしゃべれない患者様に対して、練習のつもりで、「これは何？言ってみて。」と話しかけているご家族をまれに見かけます。このような行為は、歩けない人に歩くことを強制しているよう

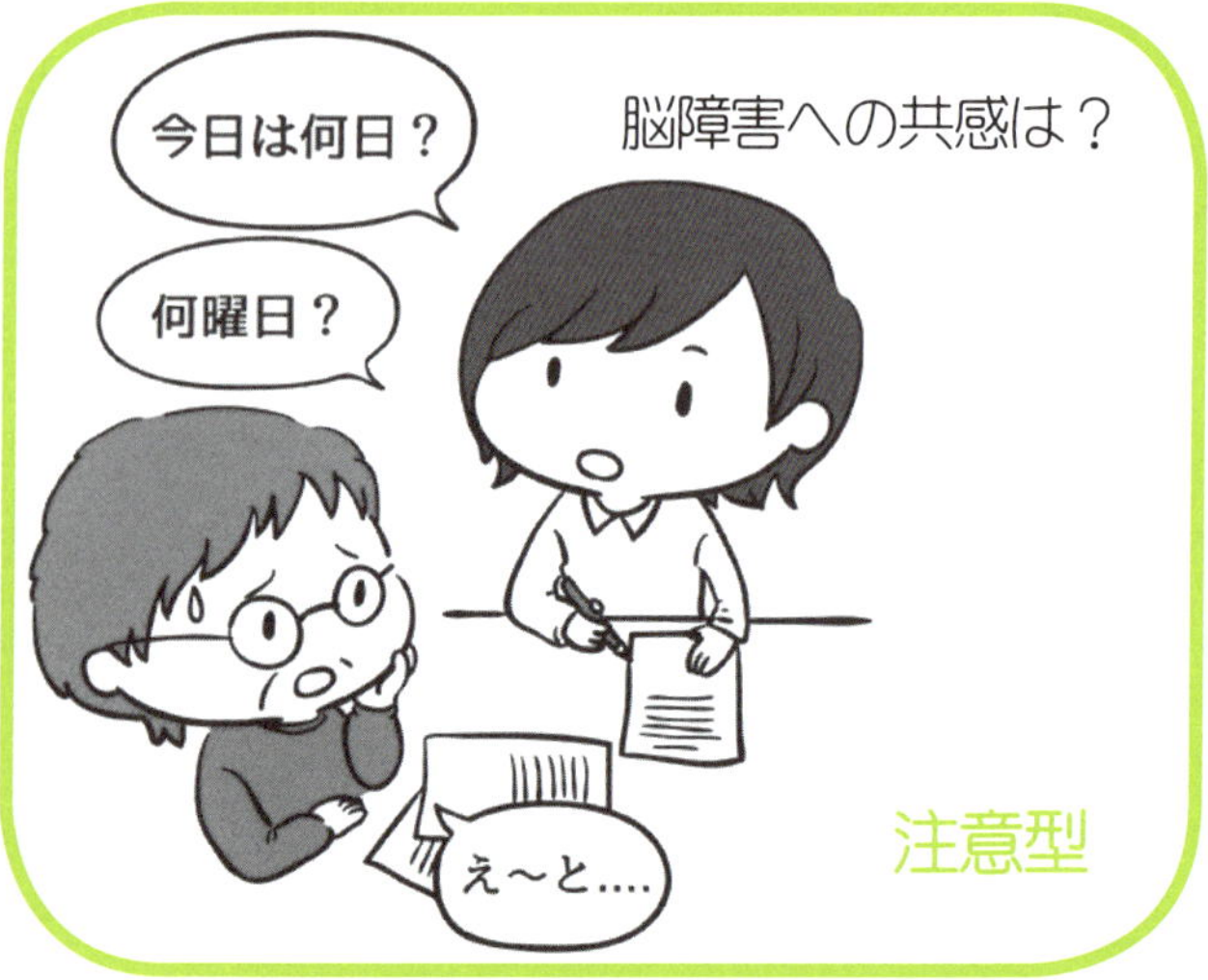

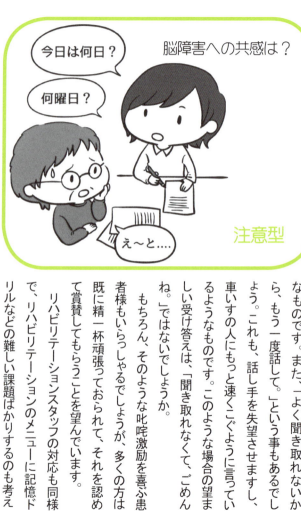

なものです。また、「よく聞き取れないから、もう一度話して。」という事もあるでしょう。これも、話し手を失望させますし、車いすの人にもっと速くこぐように言っているようなものです。このような場合の望ましい受け答えは、「聞き取れなくて、ごめんね。」ではないでしょうか。

　もちろん、そのような叱咤激励を喜ぶ患者様もいらっしゃるでしょうが、多くの方は既に精一杯頑張っておられて、それを認めて賞賛してもらうことを望んでいます。

　リハビリテーションスタッフの対応も同様で、リハビリテーションのメニューに記憶ドリルなどの難しい課題ばかりするのも考え

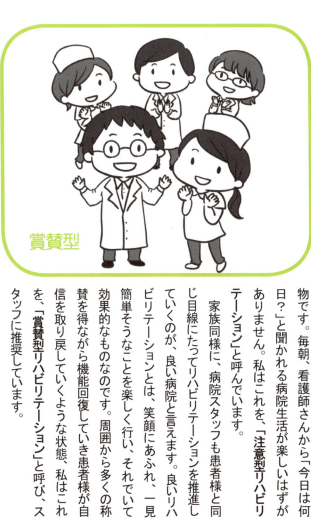

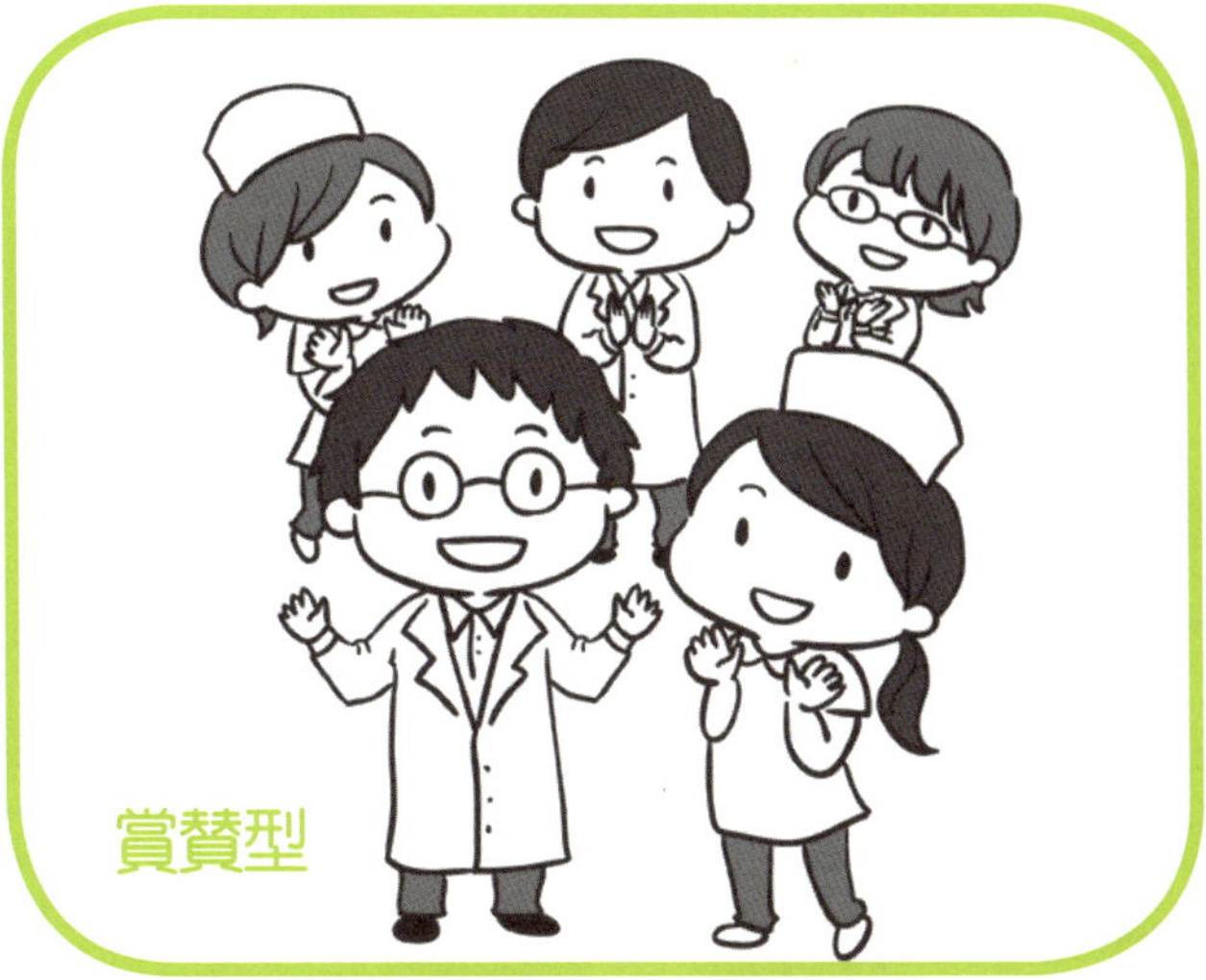

物です。毎朝、看護師さんから「今日は何日？」と聞かれる病院生活が楽しいはずがありません。私はこれを、**「注意型リハビリテーション」**と呼んでいます。

家族同様に、病院スタッフも患者様と同じ目線にたってリハビリテーションを推進していくのが、良い病院と言えます。良いリハビリテーションとは、笑顔にあふれ、一見簡単そうなことを楽しく行い、それでいて効果的なものなのです。周囲から多くの称賛を得ながら機能回復していき患者様が自信を取り戻していくような状態、私はこれを、**「賞賛型リハビリテーション」**と呼び、スタッフに推奨しています。

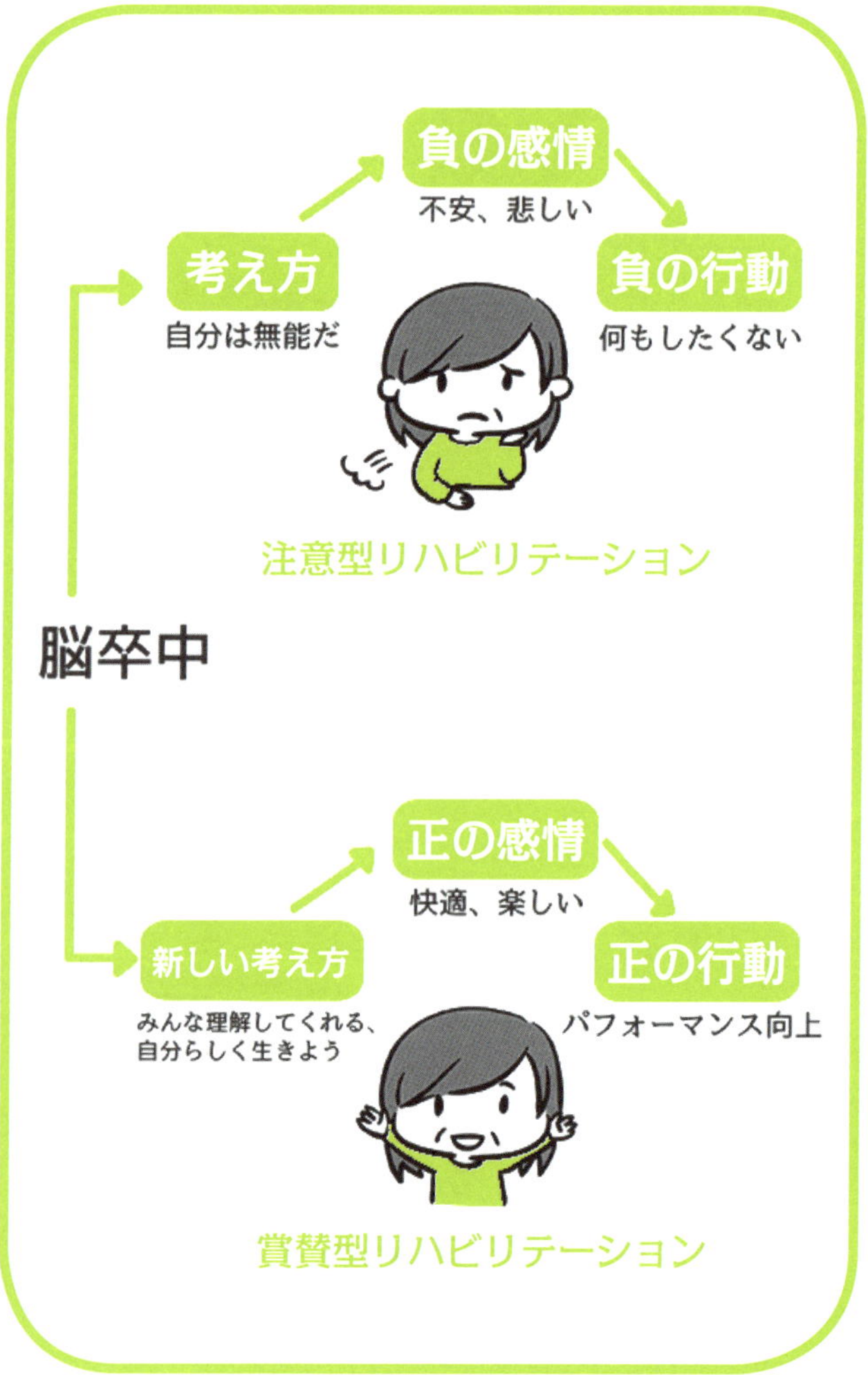
脳卒中
考え方
自分は無能だ
負の感情
不安、悲しい
負の行動
何もしたくない
注意型リハビリテーション
新しい考え方
みんな理解してくれる、
自分らしく生きよう
正の感情
快適、楽しい
正の行動
パフォーマンス向上
賞賛型リハビリテーション

本当の気持ちを言えない高齢者の親心

子供の生活を壊してはいけないという親心に気付くこと

ほとんどの元気なご老人たちは、「年とっても子供に迷惑をかけるようなことはしたくない。」「介護が必要になったら高齢者施設に入居する。」と、言われます。核家族が当たり前になった現代では、子供には子供の生活があり、自分のためにそれを壊すようなことがあってはならない、と思うが故の発言であり、多くのご老人がそう思うのは当然のことです。

しかしながら、いざ病気になって介護が必要かもしれない状況になったとき、そう簡単に割り切れる方は少ないようです。多くの高齢者は、自分が若いときに親を介護してきた世代で、その負担の大きさを知っている反面、住みなれた家に居続けることが当然と思いながら育ってきた方々です。最近の統計によると、高齢患者の終の住処に関する希望は、施設・

在宅ともに3割強となっており、ほぼ同率です。

回復期リハビリテーションを受けている患者様に、家族はどのような言葉をかけたらよいでしょうか？「早く歩けるようになって家に帰ろうね。」という声かけは一般的です。ただ、その後にもう一言、「歩けるようにならないと家に帰れないよ。」と、付け加わるとどうでしょう？ 家族にとってみれば何気ない一言かも知れませんが、本人にとっては深刻です。特に家に帰っても若い人たちがいない場合、多くの高齢者は自分の子供たちが介護をしてくれるのか？という不安を抱えているのですから。

「もし歩けるようにならなかったら、私はどうなるのだろうか？」「子供に迷惑をかけるわけにはいかない。」「家族を当てにしないと言ってきたけど、本当は助けてほしい。」など、心の底でたくさんの葛藤を抱え悩んでいます。それにも拘らず、私の知る限り、多くの親は、自分から子供に対して助けを求めることはなく、子供の決定に従う方が多いです。

家族の側から考えても、同じ不安を抱えていることが多いと思います。リハビリテーションで元気になって元通りの生活をしてもらいたい。 それが本人にとっても家族にとってもベストな結果である。そう考えながら決断を先延ばしにして、リハビリテーションの効果を見

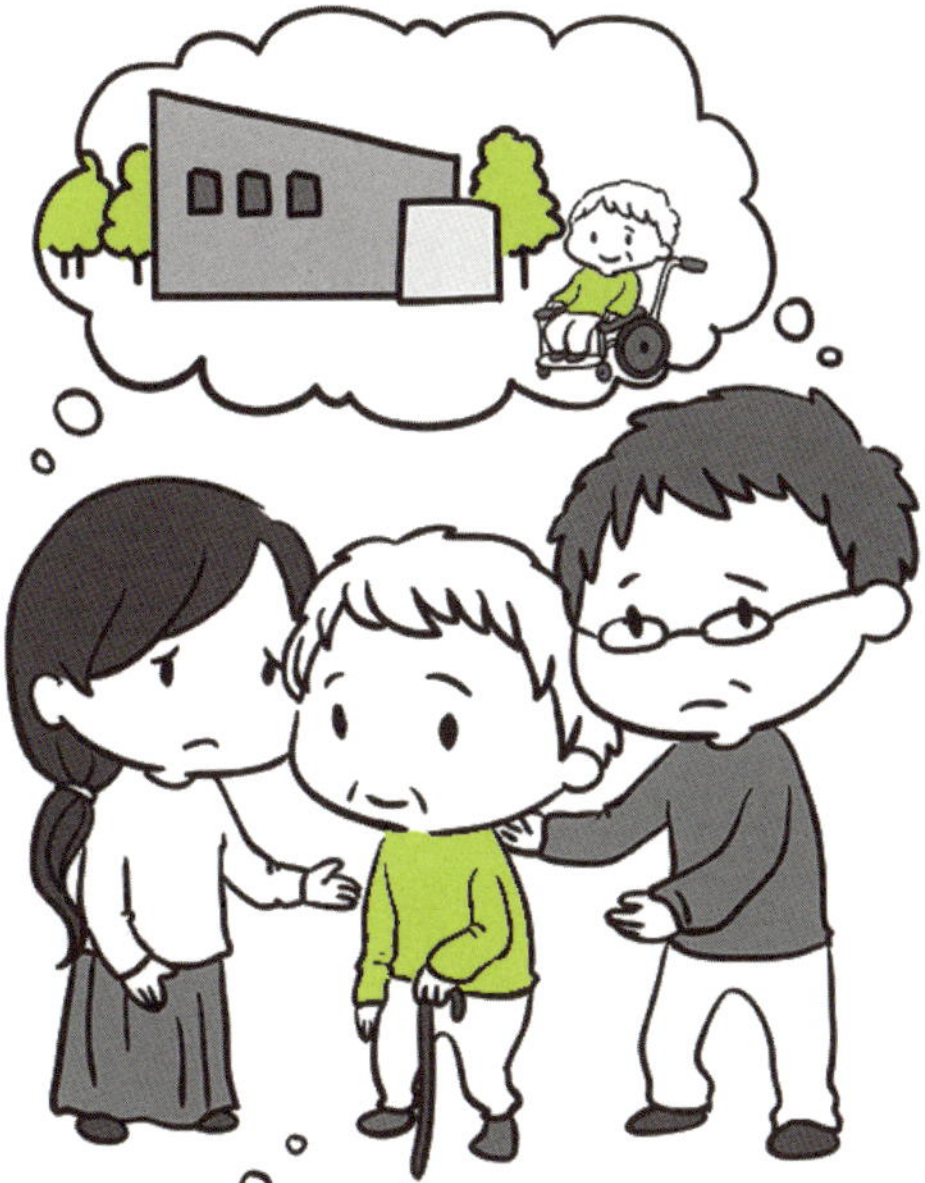

自分の本心を
子供に伝えることを躊躇
している親も多くいます

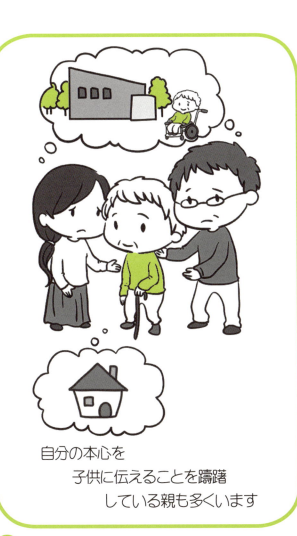

守っているご家族は多くいらっしゃいます。

確かに、歩けるようになるか否かで、本人や家族の暮らし方が変わってくるかもしれません。しかし、「4つの価値」でも紹介したように、それによって家族の愛情は変わることはないのです。どこでどのような暮らしをしようと、家族が家族でなくなることはありません。

もし期待したほど回復しなくても、子供たちで親の面倒を見よう、あるいは見てもよいと思っているなら、早くそれを口に出して、親を安心させてあげてください。自分たちから言って差し上げることが大切です。長い人生の中で、親孝行するのであれば、この瞬間だと思います。入院生活が不安に満ちた状況から、安心・快適なものに変化するはずです。

また、どうしても介護することが出来ない、施設を選ばなくてはならないというのであれば、お互いの愛情を確認し、そのような選択肢になることを認め合い、同じ目線で話し合えばよいと思います。当然、涙なしでは話せないかもしれません。このようなことも「共感」の在り方ではないでしょうか。

もちろん、ご両親が本心から施設入所を希望される方であれば、このような心配も生じないわけですが…。

スタンダードなリハビリテーションの重要性

魔法のリハビリテーションは無い　患者様を動揺させることも

歩行の自立を例に考えてみましょう。歩行が不安定で転びやすい人がいたとします。このようなケースでは、杖を使って歩くことをお勧めしますし、より歩行が不安定なケースでは歩行器やシルバーカーの利用をお勧めします。このように、補装具の助けを借りて自立することを、**「修正自立」**と呼んでおり、最もスタンダードで安全確実な方法と言えます。

最近、ロボットスーツを着て歩行したり、磁気を頭に当てたりなど、いろいろな科学技術がリハビリテーションに導入されるようになりました。これらの最新技術は特定の人には一定の効果がある可能性がありますが、現時点では、全ての患者様に効果があるわけではありませんし、完全回復させるような劇的なリハビリテーション法でもありません。

まれに、機能回復を目指して、何年も全国のいろいろな病院を転々とする人を見かけます。気持ちが整理できたうえで新しいリハビリテーション技術を試してみるのであればよいのですが、失った機能にばかり価値をおいて、それを追い求めているのであれば、患者様自体も多くの苦しみを抱えていらっしゃるはずで、期待した効果が無いとさらに落ち込む可能性もあります。軽はずみに新しい技術を導入すると、かえって患者様の心理状態を不安定にさせる可能性もあります。本章で何度も触れていますように、失ったものでヒトの価値は変わりません。新しい技術の導入には、それに応じた心理的ケアが必要です。

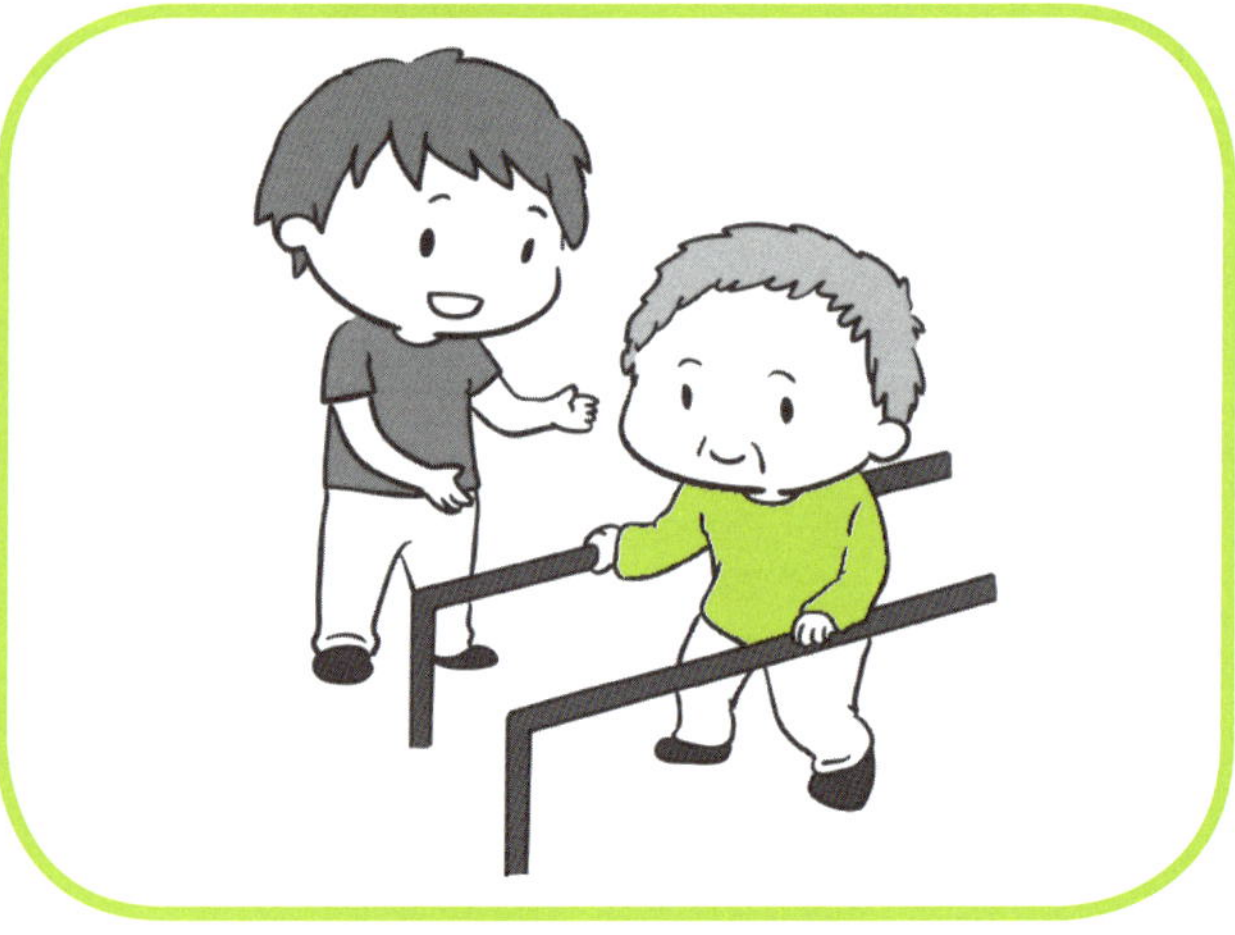

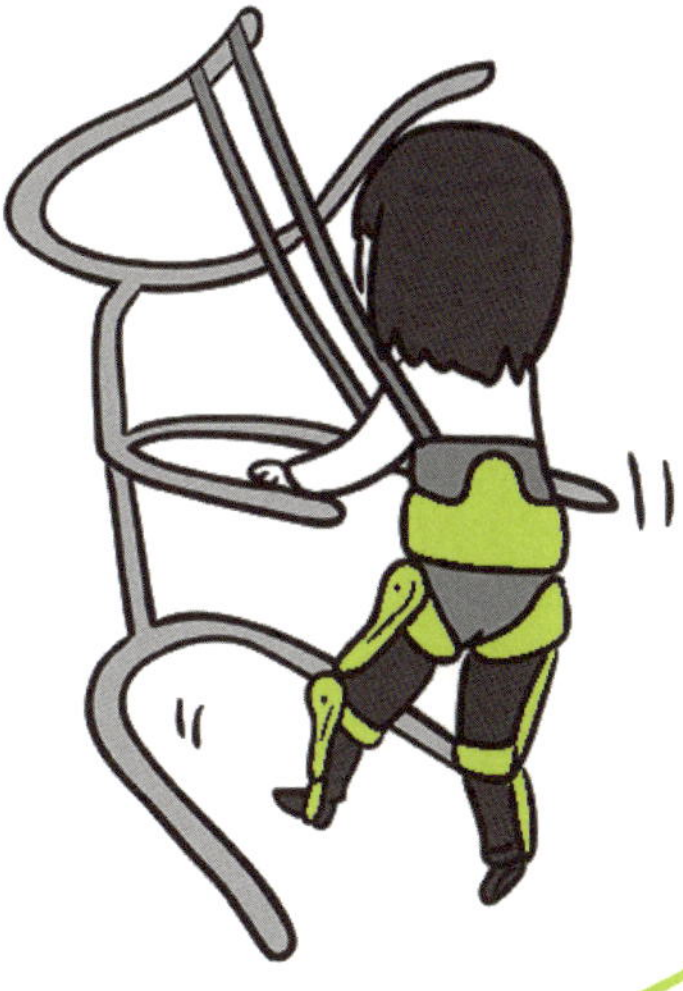

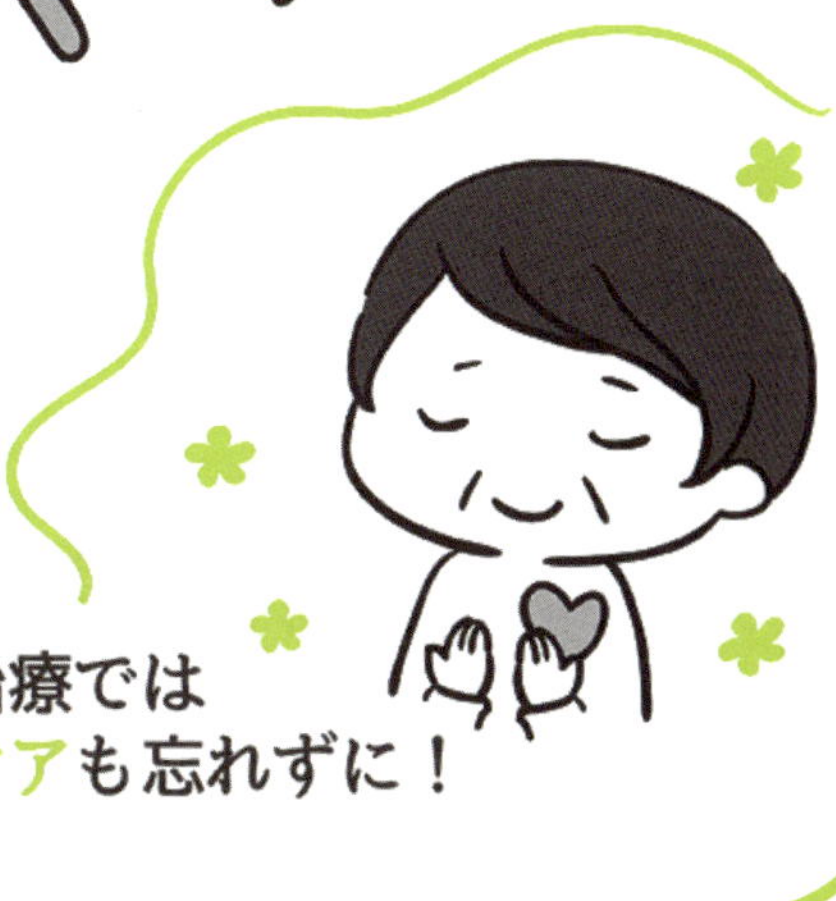

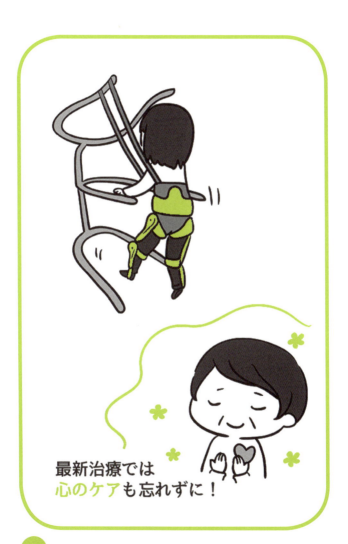

最新治療では
心のケアも忘れずに！

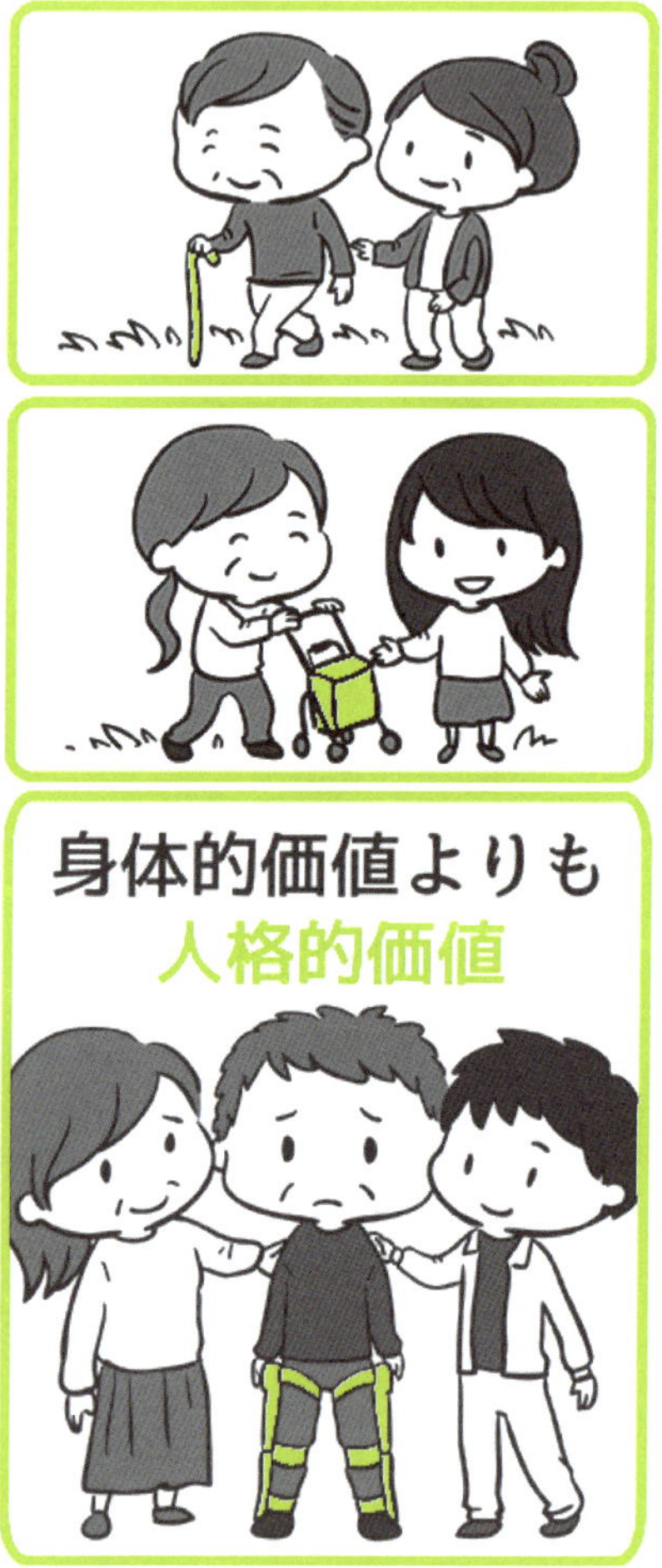
身体的価値よりも
人格的価値

第3章

回復期リハビリテーションに必要な医療

安らげる療養環境か？リハビリ専門病院のレイアウト

精神的に安定できる静かな環境が　心と身体を回復させる

第2章で説明しましたように、回復期の患者心理は多種多様で、非常に不安定な状態にあります。いつも忙しそうな病院で、精神的配慮に欠けることがあると、患者様がやる気をなくしたり、うつ状態になったりしてリハビリテーションが進まなくなることがあります。高次脳機能障害患者では、音や喧騒に敏感な方が多いので、興奮するなど危険な行為に及ぶこともあります。

したがって、回復期リハビリテーションでは、精神的に安らげる療養環境が大切です。精神科医療の分野では、うつ病の治療のために、ホテルのようなアメニティをそろえている病院も多くなってきています。リハビリテーション医療においても同様で、脳卒中であれば6か月の長期間にわたり入院生活が続くわけですから、入院中に身体機能のみではなく、精神面での「健康」を取り戻すことが必要となります。

特に、最近建設されたリハビリテーション専門病院には、部屋のアメニティの充実、休憩場所、レクリエーションスペースなど、快適な空間づくりの配慮がなされている病院が増えているようです。

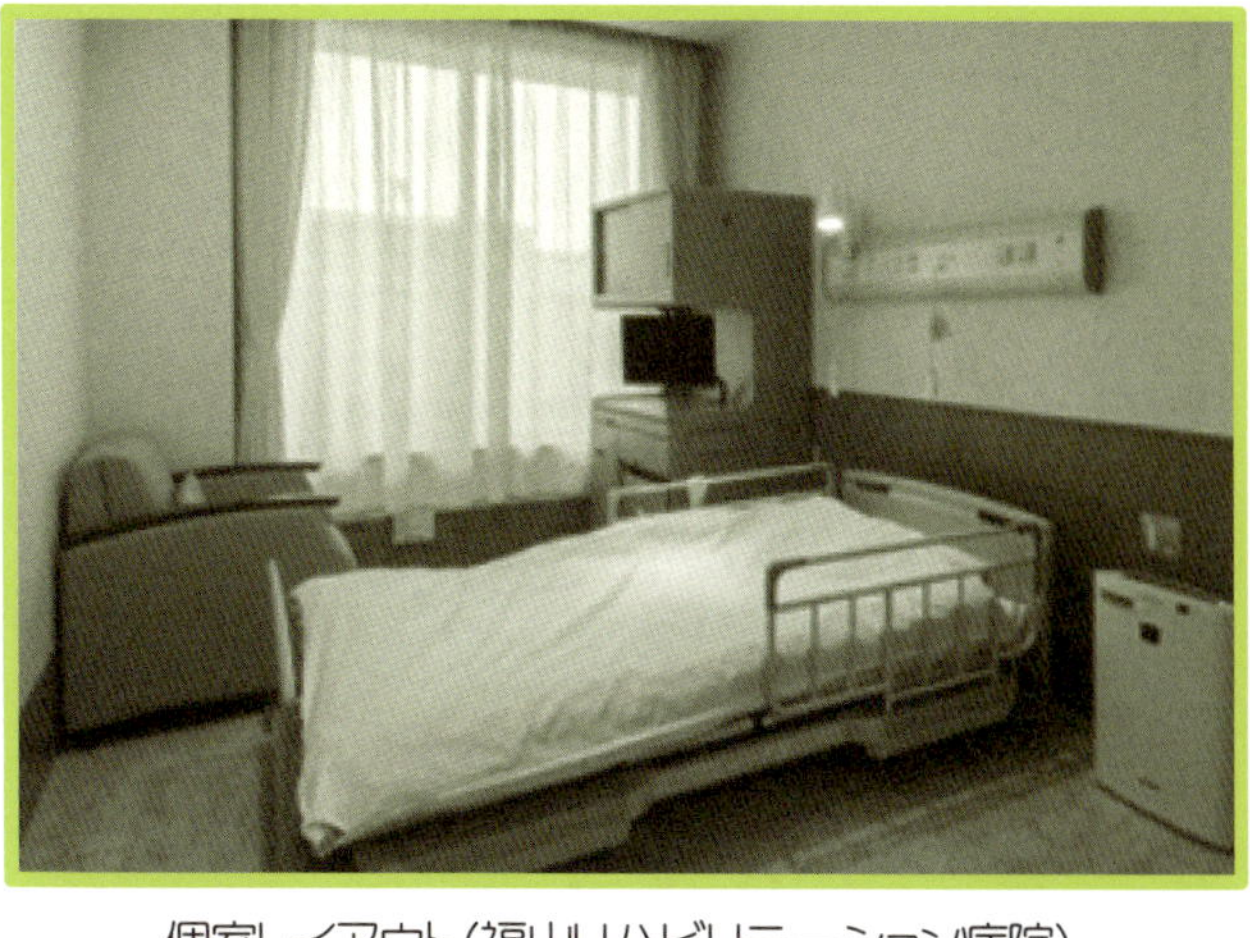

個室レイアウト（福山リハビリテーション病院）

病棟内や屋外にもリハビリテーションスペースがあるか？

訓練室内だけでなく　生活の場や屋外での自立が重要

日常生活動作（ADL, activities of daily living）には二つの捉え方があります。ひとつは、「**できるADL**」と呼ばれるもので、訓練室内でセラピストの指導で出来るようになった動作を言います。しかしながら、訓練室内で患者様が精一杯頑張った状況でやっと出来たことが、1日24時間継続できるということはありません。日常生活で大切なのは、常に無理なくできるようになること、持続性と確実性が重要です。

そこで、もう一つの捉え方として、「**しているADL**」があります。これは患者様が実際に病棟生活の中でしている動作を評価するものです。

訓練室には大きなマットや訓練機器が置かれていますが、病棟ではベッドや家具しかありません。環境の差によって「できるADL」と「しているADL」の差が無いように、生活の場に近いところでリハビリテーションを実施することが重要です。看護師さんも参加して、訓練状況と生活状況に差が無い状況を作るのです。

最近建設されたリハビリテーション専門施設では、大きな訓練室の他に、各階にリハビリテーションスペースが設置されています。そのような施設では、「しているADL」を獲得しやすい環境と言えます。

もう一つ大切なのが、屋外練習スペースです。在宅生活を目指す際に、屋外での作業、物干し・買い物・ゴミ捨てなど、屋外の凸凹な路面を歩くことが要求されます。歩行が不安定な人はわずか数ミリの絨毯の凹凸でも転倒することがあります。病院内はバリアフリーで完全にフラットな状態ですので、その問題に気付きにくいですので、入院中から屋外での歩行訓練が必要なのです。

リハビリテーション専門施設では、屋外リハビリテーション環境やレクリエーションスペースが有効に活用できるように工夫されている病院も増えてきているようです。

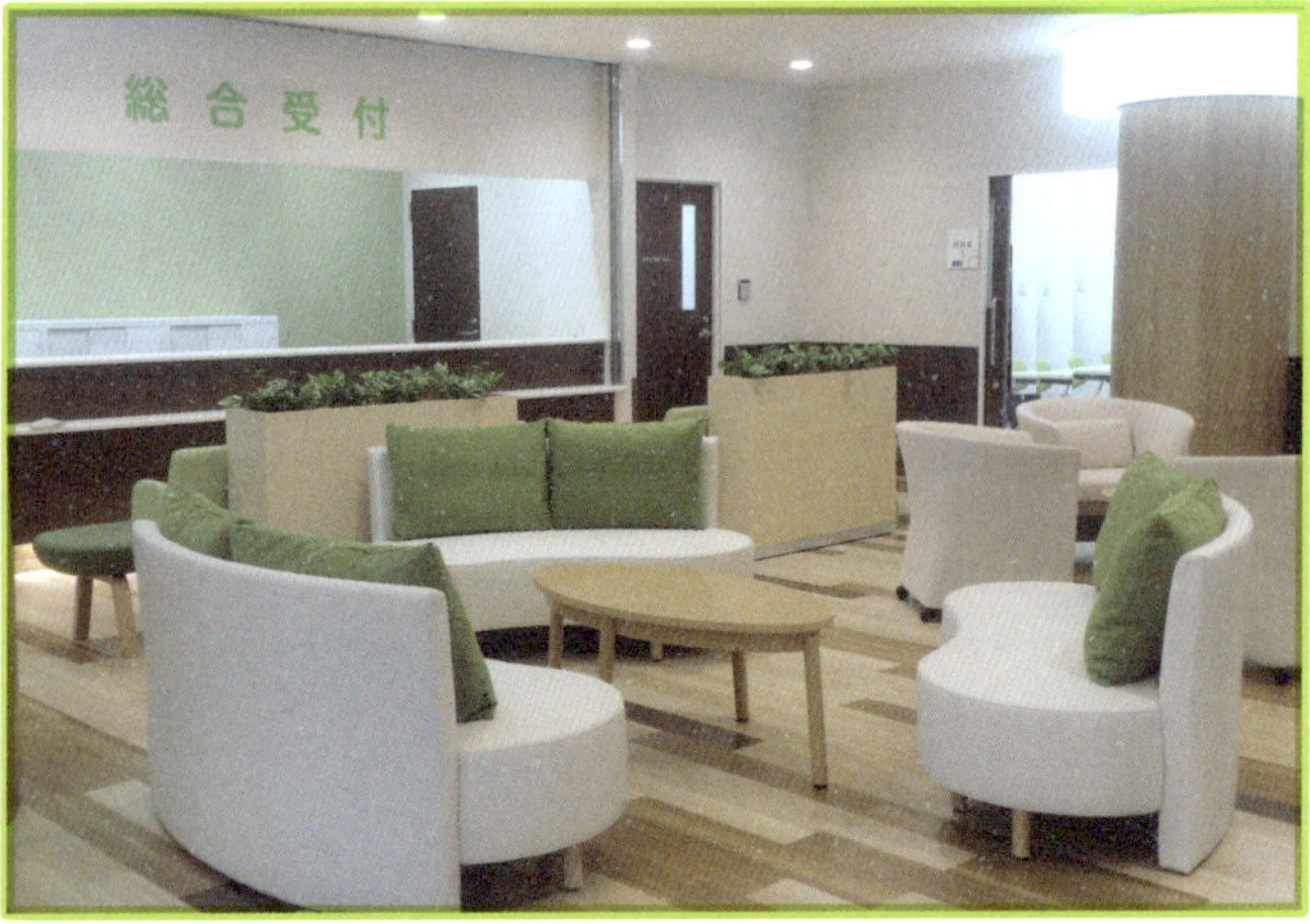

1F受付フロア（福山リハビリテーション病院）

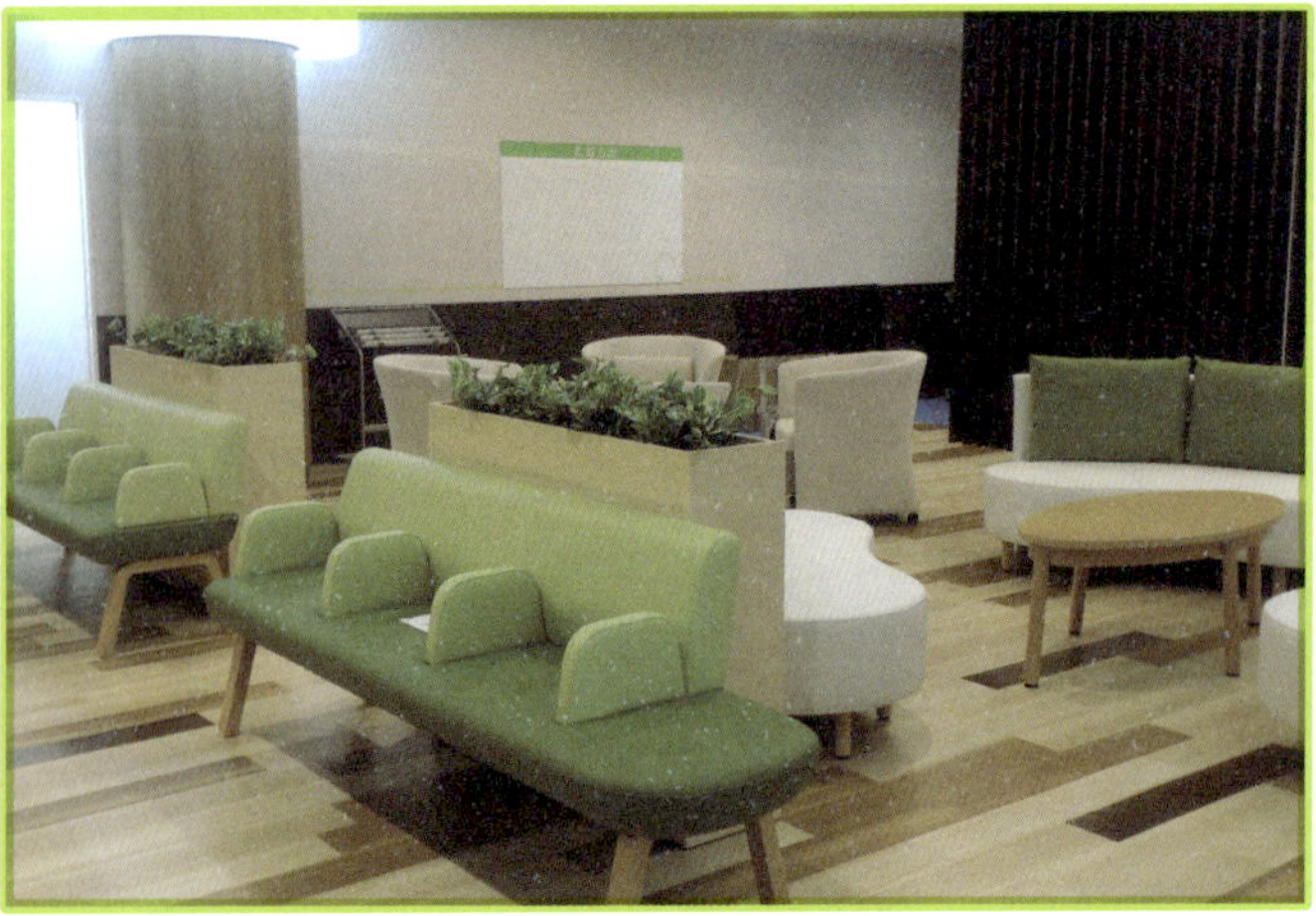

オープンスペース（福山リハビリテーション病院）

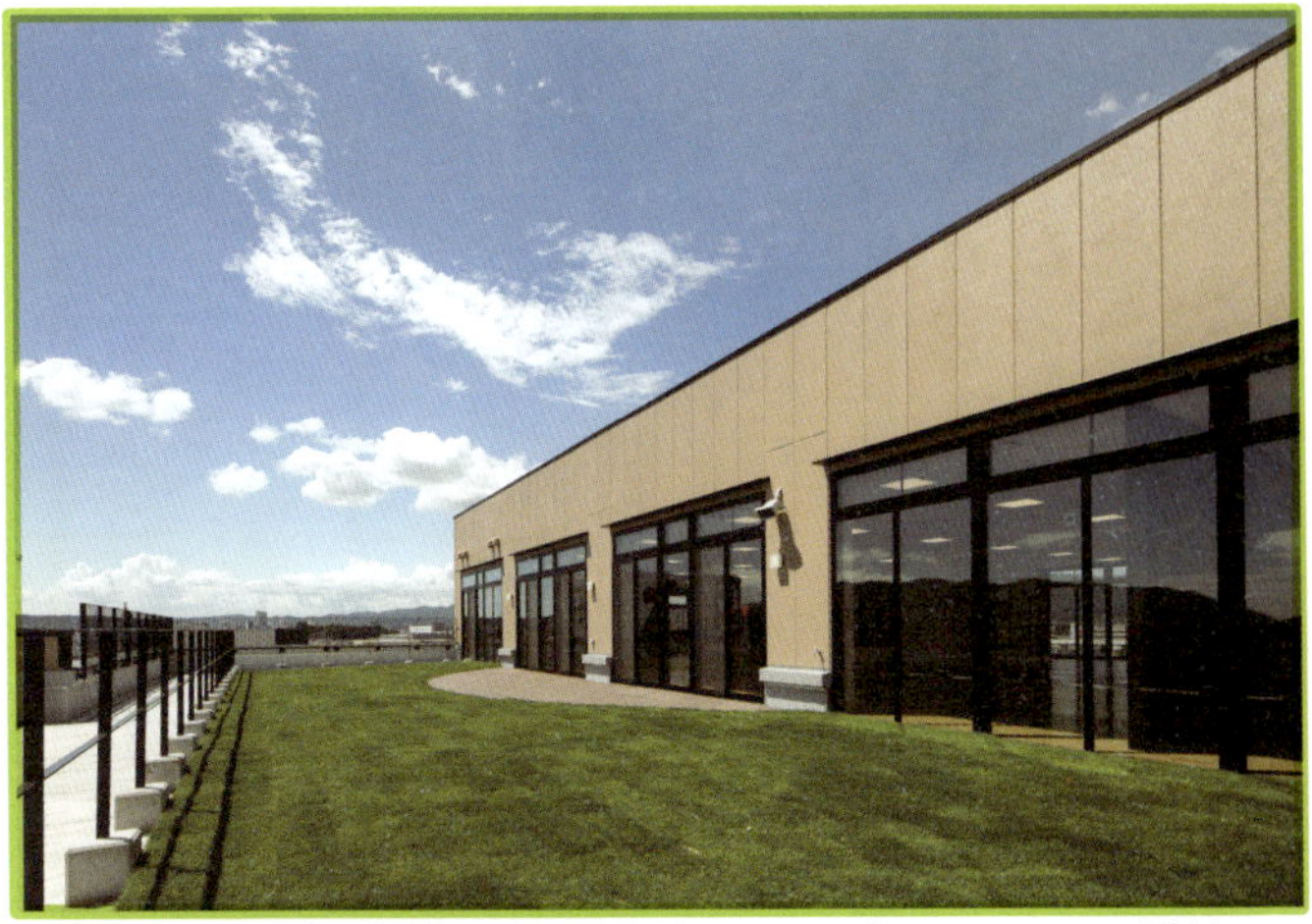

屋外リハビリスペースの芝生（福山リハビリテーション病院）

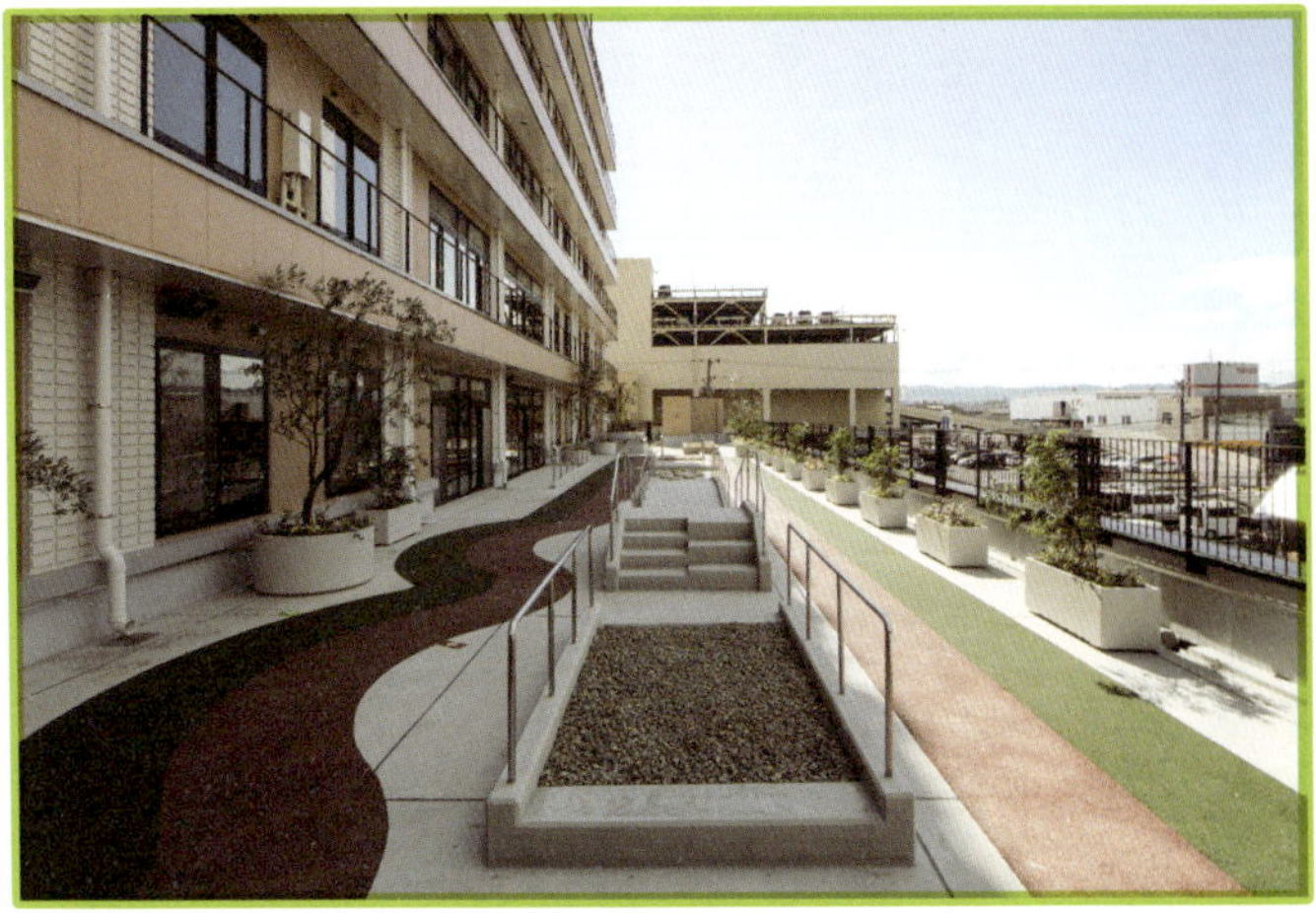

屋外リハビリスペースの石段と砂利（福山リハビリテーション病院）

活動開始にむけて全身管理とリスク管理

回復期リハビリテーションでは　全身管理とリスク管理が重要

急性期の医療が安静を基本とするのに対して、回復期リハビリテーションでは機能回復のための運動を行ことが基本です。衰弱した身体にとって運動負荷は過酷であり、リスクも伴います。精神的にも強くならなくてはなりません。そのため、回復リハビリテーションでは、循環器（心臓）機能、呼吸機能、栄養状態、消化機能、認知機能など、ヒトが行動し生活を営むために必要となる要素をすべてチェックし、全身状態を好ましい状態に保つような医療が必要となります。

多くの患者様は急性期の医療で体重が減少し、体力も低下した状態で回復期リハビリテーション病棟に転棟されるので（後述）、個々の患者様の状態を把握し、安静状態を解除し運

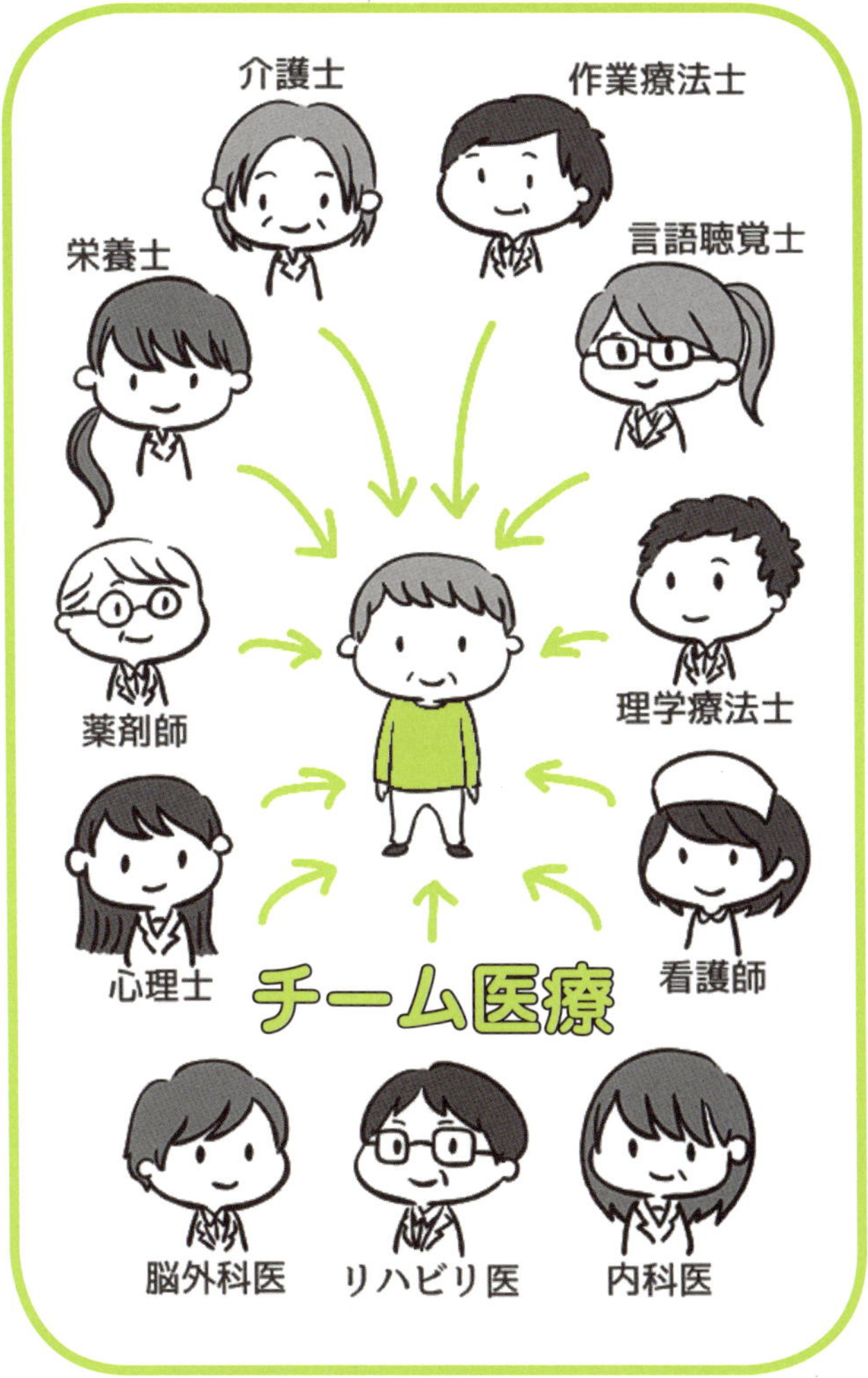
介護士
作業療法士
栄養士
言語聴覚士
薬剤師
理学療法士
心理士
看護師
チーム医療
脳外科医
リハビリ医
内科医

動開始するためのリスク管理が必要です。そのためには、医師は総合的な知識を持つことが必要で、総合内科専門医などの資格を持った医師の常駐が望ましいといえます。ときには精神的に不安定になった患者様や、病気を契機に家族がばらばらになってしまった家族様もいます。このような状態には看護師のみならず、社会福祉士・心理士・精神科医が対応することにより、リハビリテーションが可能となるよう支援することも必要となります。

このように、リハビリテーションを行うには、急性期医療に比べて、全身管理に必要な総合内科的知識の他に、栄養学、精神医学、社会福祉学などの多くの専門的知識が必要です。厚生労働省が、リハビリテーション病棟を専門的スタッフ配置の数によってランク付けしていることも、このような背景が理由のひとつです。海外では、「行動学」といったテーマの医学論文も多く存在しており、ヒトが行動するということの医学的奥深さをよく示しています。

リハビリテーション専門医は、これら全分野の基本的知識を持ってバランスよくリハビリテーションを実施するためのチームリーダーを呼べる存在です。リハビリテーション医学会が認定した研修施設では、リハビリテーション医が常駐して、チームアプローチが行われています。

リハビリテーションにおける転倒予防策の考え方

重症脳卒中の方の8割が　回復期リハビリテーション中に転倒

国内の回復期リハビリテーション病棟が共同で実施した多施設研究によると、脳卒中で回復期リハビリテーション病棟へ入院した患者の平均34%が、入院中に転倒されていました。重症の脳卒中患者であればさらにその確率は増し、8割弱に達していました。

転倒しやすい患者様の傾向として、片麻痺が残存している以外にも、認知症を合併している人、さらに、感覚障害を伴ったり、尿失禁がある患者様では、転倒傾向が増すことが知られています。

一般の医療行為が医療者側から患者様側へ届けるのに対して、転倒は患者様が動くことによって発生するのですから、病院側は、患者様の様態から、転倒を予測したり素早くキャッチすることが必要です。したがって、リハビリテーション施設がどの程度の転倒予防対策を実施しているかが転倒頻度に影響してきます。患者様ごとに転倒予測を行い、それを定期的に再評価し、転倒リスクが認められた時には、看護師巡回の傾斜配置をしたりして、患者様が転倒しにくい環境づくりを行い、認知症などで見守りが外せないときは、何らかのセンサーを用いて転倒前にキャッチする工夫をするのです。

転倒リスクを認めた場合に、抑制により転倒を防ぐこともあります。この際に注意しなければならないのが、安全確保と身体抑制のバランスです。確かに動かなければ転倒することはないかもしれませんが、抑制過多になると運動機能が低下してしまいますので、リハビリテーションとして本末転倒になってしまいます。ですから、抑制時間は出来るだけ短くする必要がありますし、患者様を抑制することなく、動きを見守る時間を増やすことによって転倒予防できることが理想です。すなわち、見守りが外せない人にはリハビリテーションを十分な時間、目の届くところで実施することにより、転倒防止の効果も見込めます。看護師やリハビリテーションスタッフの傾斜配置により、運動機能を高める形での転倒予防策を実施しているのが、良いリハビリテーション病院と言えるでしょう。

転倒はリハビリ最大のリスク

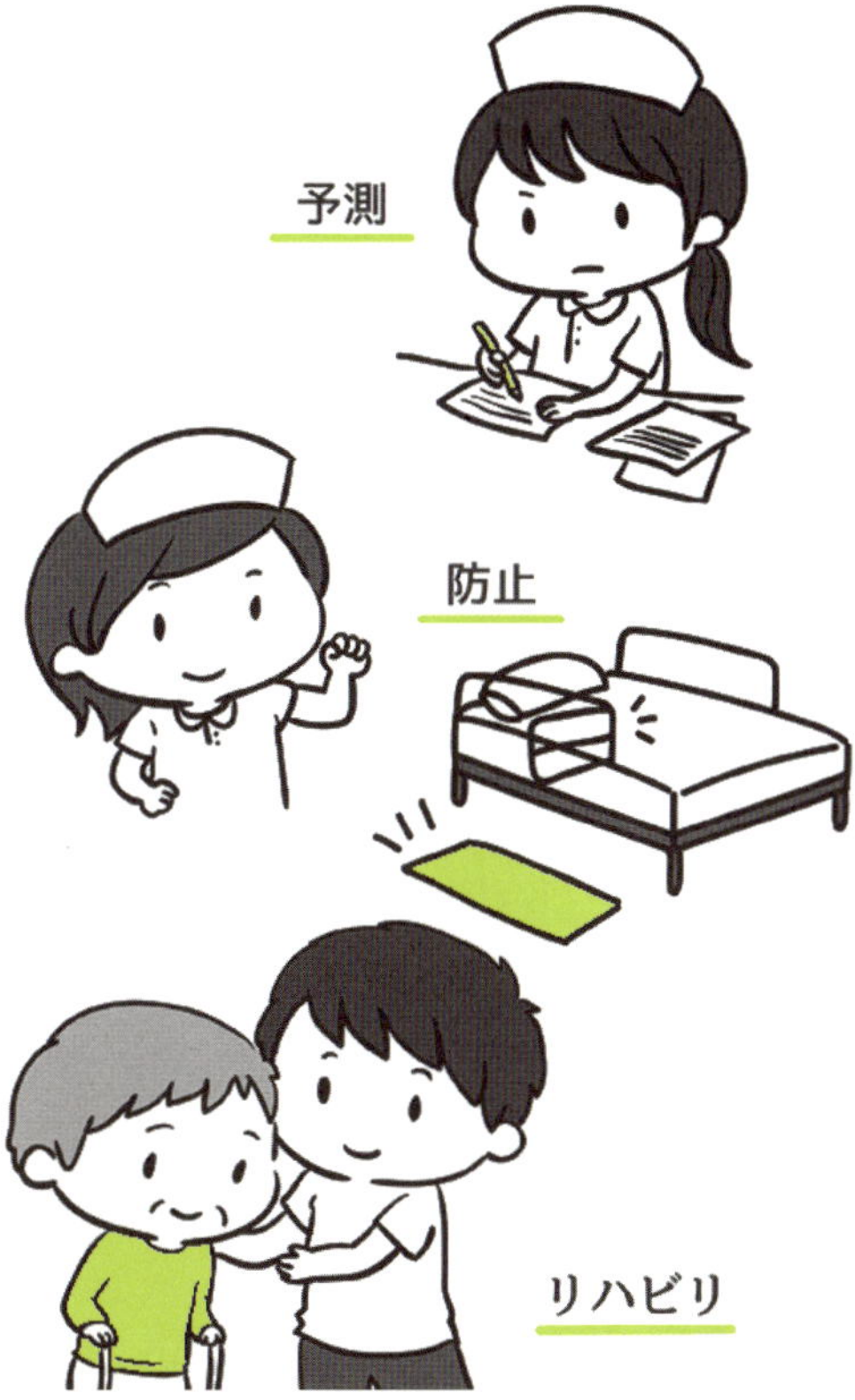

転倒予防対策は十分か？

これら多くの転倒リスクに大きく影響するのが、病棟のレイアウトになります。転倒予防が必要な患者様の病室が、ナースステーションの周囲に回廊式に配置されているか、フロアー内にリハビリテーションスペースがあるか、食事場所やオープンスペースが見守りしやすい場所に配置されているか、などの医療安全に配慮したレイアウトが望ましく、最近のリハビリテーション専門施設ではそのようなレイアウトが多いようです。

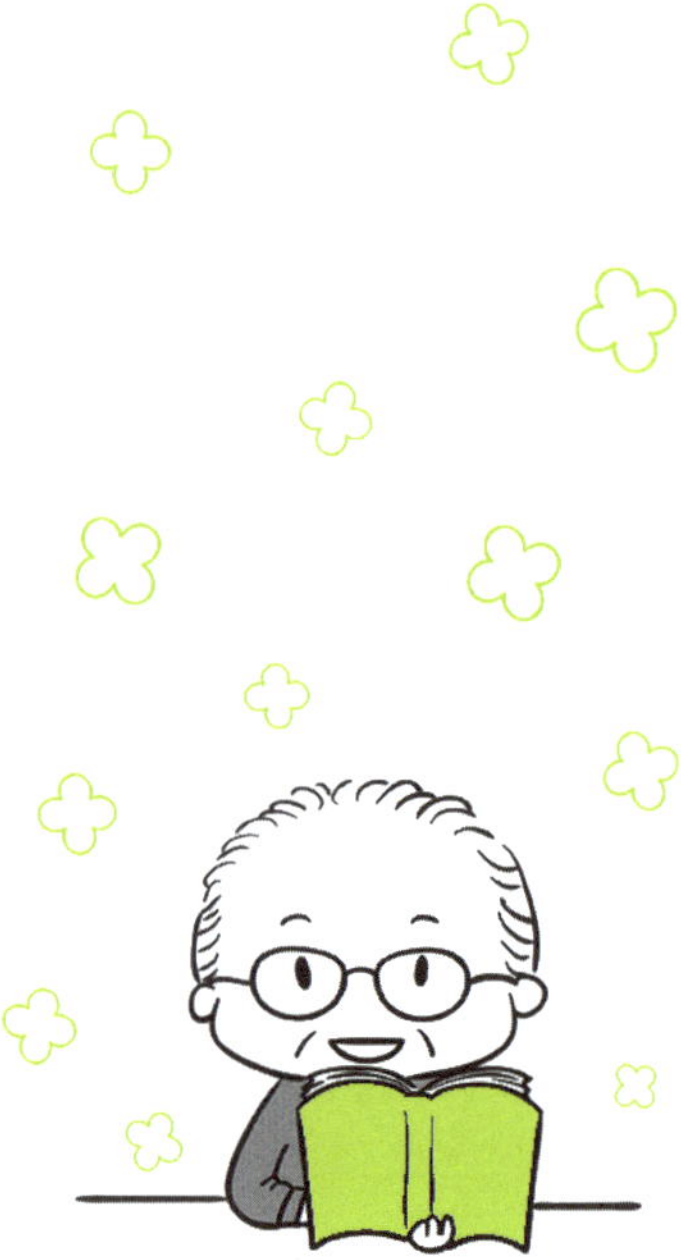

安全に配慮された病棟レイアウト

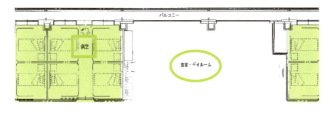

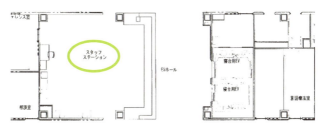

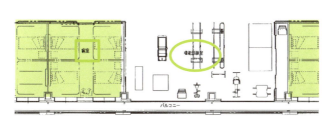

中央のスタッフステーションを取り巻くように、居室・リハビリスペース・オープンスペースが配置されている。見守りや介助が常時可能で、いつも患者様とのコミュニケーションがとれるようなレイアウト。
（福山リハビリテーション病院）

回復期リハビリテーション中も継続すべき専門医療

脳卒中や骨折など、回復期であっても専門的知識が必要となる

回復期に急性期医療の継続はどのくらい必要なのでしょうか？

疾患によってさまざまではありますが、私が専門とする脳卒中・脳外傷などの脳神経外科分野を例にとって話します。

例えばくも膜下出血の手術後であれば、回復期であってもその後、水頭症などの合併症が併発したりします。また、脳梗塞であれば、一番問題になるのがリハビリテーション期間中の再発リスクです。脳梗塞後は急性期が過ぎても脳血流低下が長期間に続くため、症状と運動負荷の量を慎重に考えなくてはなりません。そのバランスを的確に判断できることで、適切な運動量が確保され、良好な機能回復につなげることができるのです。

すべての脳卒中で回復期リハビリテーション中の専門的管理が必要ということはありませんが、例えば、血管の狭窄が高度なままリハビリテーションを実施する必要がある場合など、やはり専門的知識が必要といえます。

特に、最近は急性期病院の在院日数をできるだけ短くするという厚生労働省の方針もあり、かなり早期での転院が多くなっています。急性期病院と密接な連携が取れている回復期リハビリテーション病院か否かが、ますます重要となってきます。

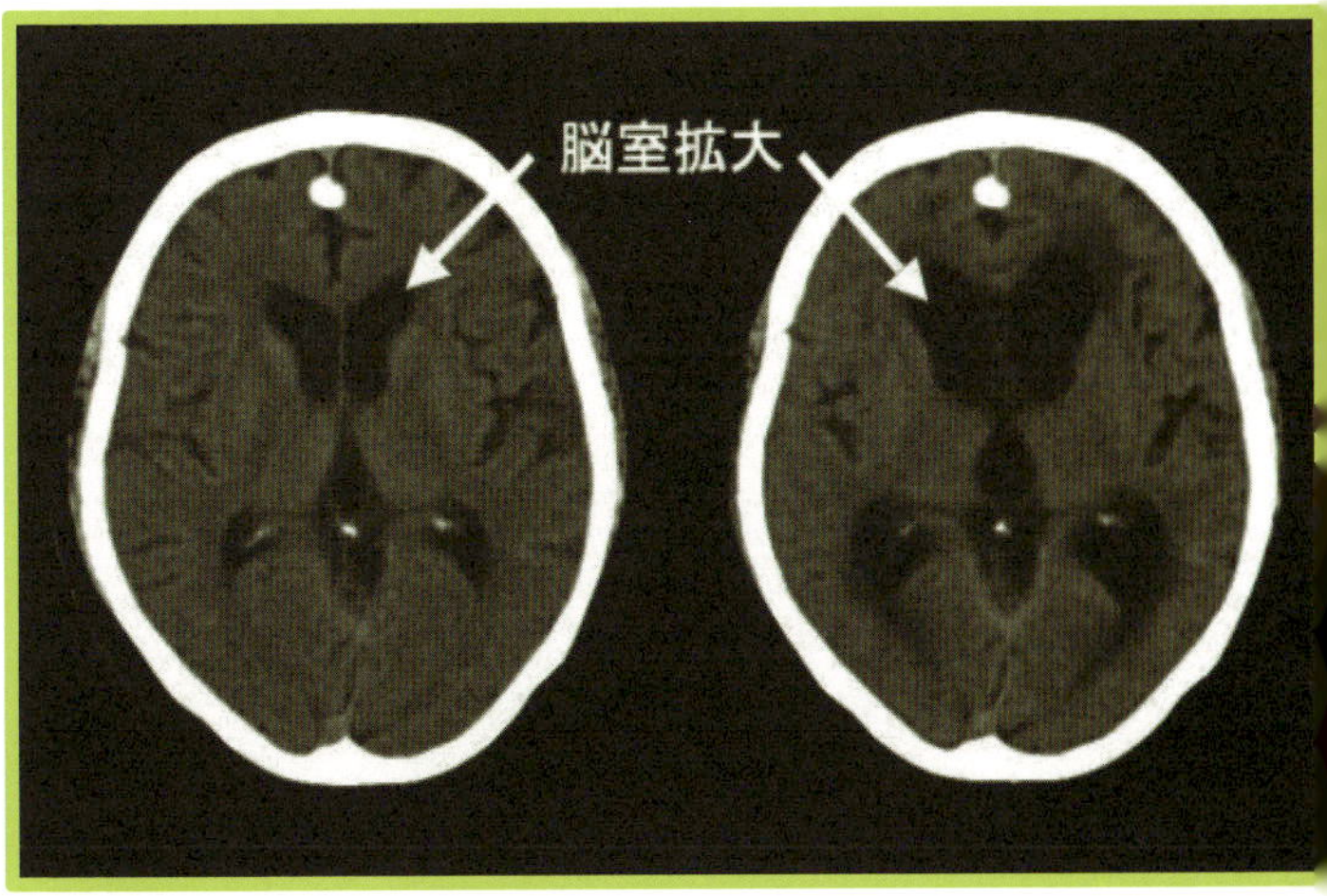

早期離床に潜むリスク
脳梗塞後の脳血流減少

意外と実施されていない脳血流低下防止のためのアプローチ

「立ち上がったら脳血流が減るのではないか？」と、ご家族から聞かれることが多くあります。「健康な人であれば脳血流が減ることはないが、脳卒中後であれば立ち上がった時に脳血流が減ることがある。」が正解ですが、答えることができる医師は意外と少ないです。

脳血流を一定に維持するために、ヒトには2重のバリヤーがあります。一つは**交感神経**です。立ち上がることによって下半身に血流が集まると、交感神経が活動することにより血管を収縮させたり、心臓から送り出す血流を増加させたりして、上半身の血流を正常に保ちます。したがって、通常であればヒトの血圧は、立っていても横になっていても同じです。すなわち、交感神経がひとつ目のバリヤーとして、立ち上がっても脳血流を一定に保ちます。

起立性低血圧のしくみ

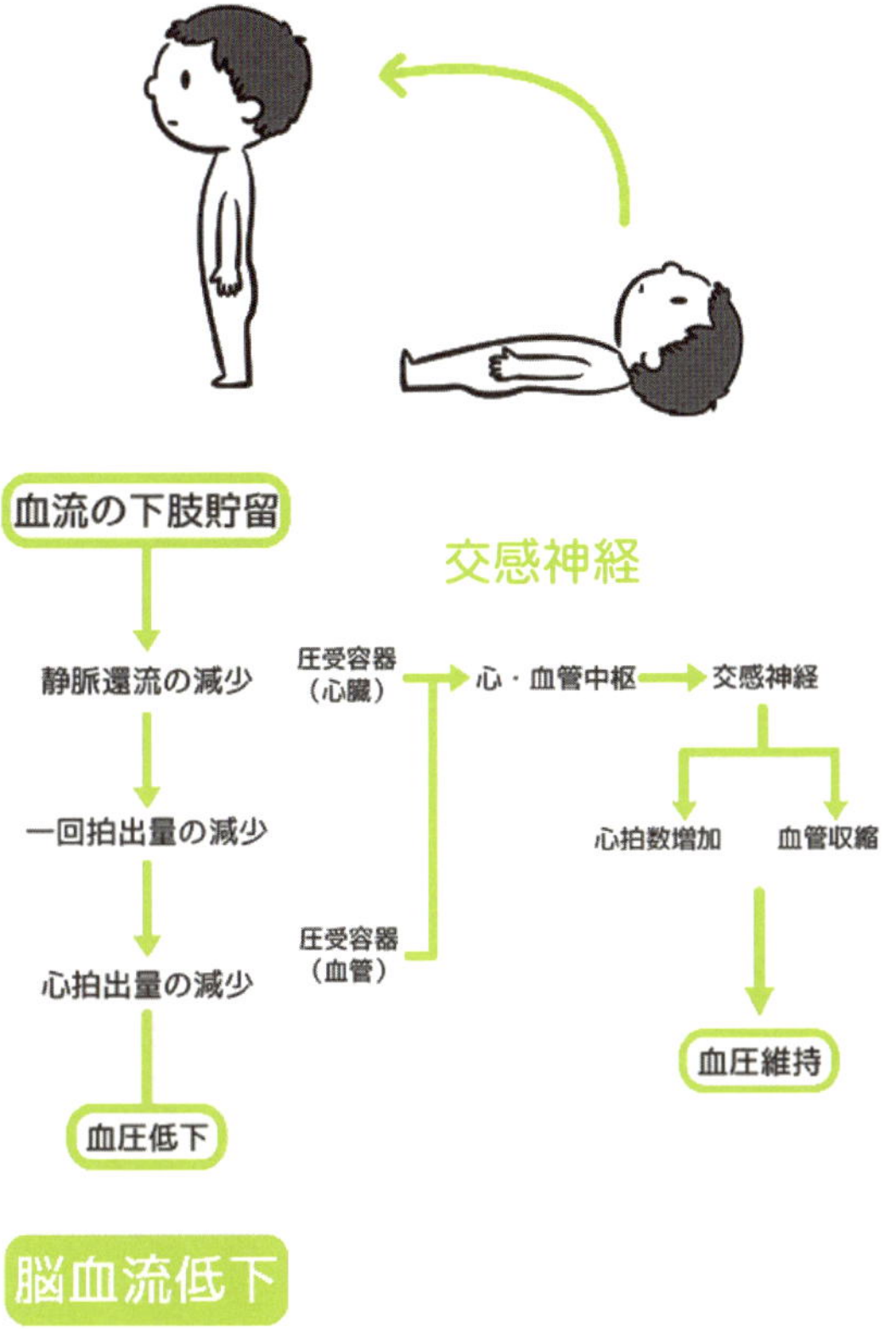

血流の下肢貯留
交感神経
静脈還流の減少
一回拍出量の減少
心拍出量の減少
血圧低下
脳血流低下
圧受容器（心臓）
圧受容器（血管）
心・血管中枢
交感神経
心拍数増加
血管収縮
血圧維持

ところが、ヒトが病気により長期に臥床していると、交感神経の機能が弱まり、横になった状態から立ち上がると血圧が低下します。これは起立性低血圧、一般に立ちくらみと呼ばれる現象です。

それでは血圧が下がると脳血流は減るのでしょうか？ 実は脳血流には**自動調節能**(**autoregulation**)と呼ばれる能力があり、血圧が変動しても脳血流を一定に保つ働きがあります。これが2つ目のバリヤーとなり、一般に平均血圧が50～150mmHgくらいまでは脳血流を一定に保ちます。ところが、脳梗塞などの脳卒中後では、この自動調節能が障害されており、脳血流は血圧とパラレルに変動してしまうのです。

具体的に、脳卒中後に起き上がるときに何を注意すればよいでしょうか？ 答えは「血圧」です。寝ているときの血圧と起き上がった時の血圧の差の割合が、脳血流の差と予測することができます。つまり、血圧が30％下がれば脳血流も30％下がっている可能性があるということになり、もし患者様の脳血管が高度狭窄したままでリハビリテーションを実施しているのであれば、非常に危険な状態といえます。血圧と自覚症状を入念に観察しながら離床を図ることが重要です。

脳血流の自動調節能

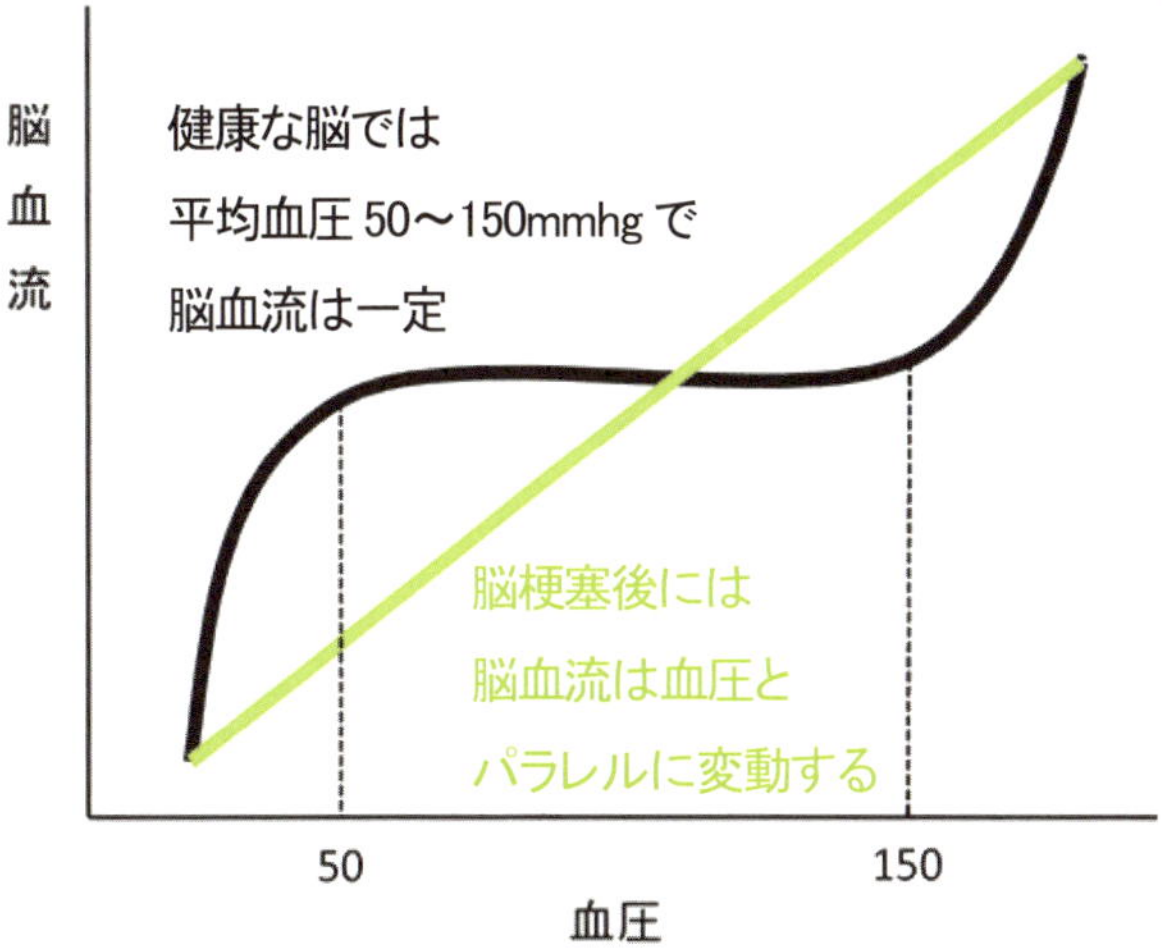
脳血流
健康な脳では
平均血圧 50～150mmhg で
脳血流は一定
脳梗塞後には
脳血流は血圧と
パラレルに変動する
50
150
血圧

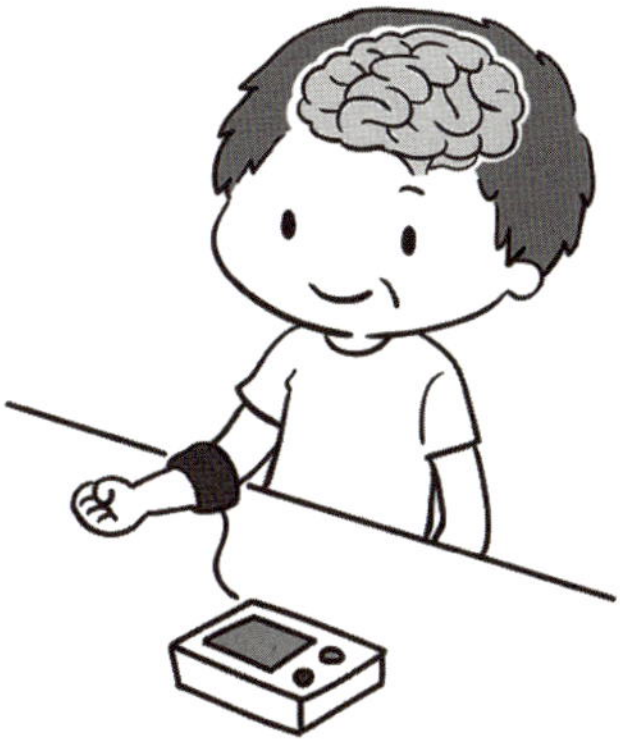

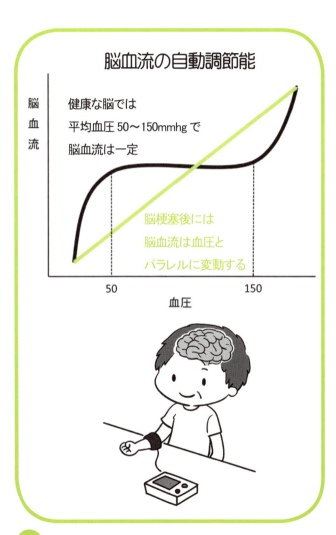

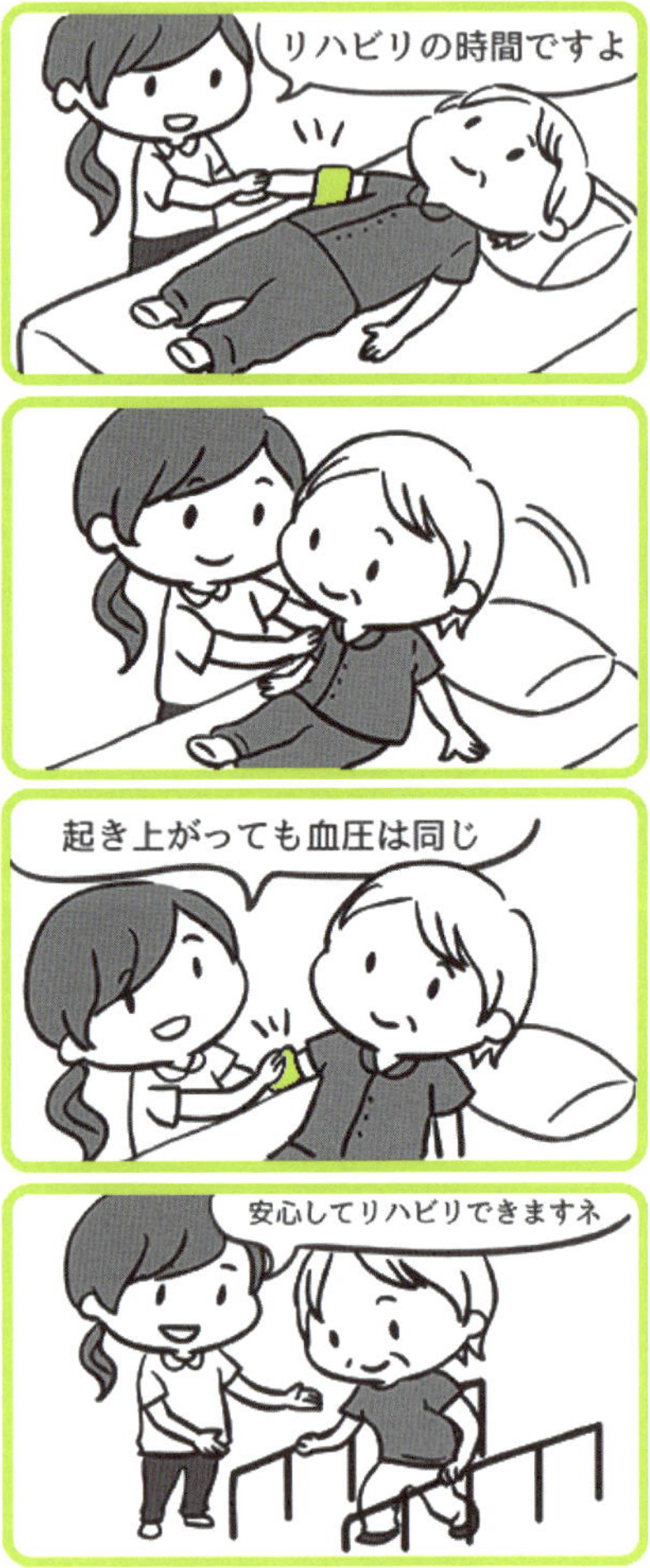
リハビリの時間ですよ
起き上がっても血圧は同じ
安心してリハビリできますネ

第4章

リハビリテーション栄養学

サルコペニアと低栄養
運動に必要な栄養の確保

サルコペニアが身体能力の低下を助長していないか?

回復期リハビリテーションで、1日3時間リハビリを頑張っているのに、改善が思わしくない方がいます。頑張っているのに筋力が向上しない時、リハビリテーションと栄養を一緒に考えることで答えが見つかることがあります。

高齢になると筋肉が減少していきますが、それに加えて安静が長く続いたり、低栄養状態が続いたときには、筋肉減少が加速されていき、これを**サルコペニア**と呼びます。サルコペニアとは日本語で筋肉減少症(あるいは骨格筋減少症)のことで、2010年ヨーロッパ静脈経腸栄養学会にて、「サルコペニアとは、骨格筋量・筋力の減少によって特徴付けられる症候群であり、身体能力の低下、QOLの低下、死のリスクを高めるものである。」と定義されました。

サルコペニア

- 骨格筋量・筋力の減少によって特徴付けられる症候群。
- 身体能力の低下、QOL の低下、死のリスクを高める。

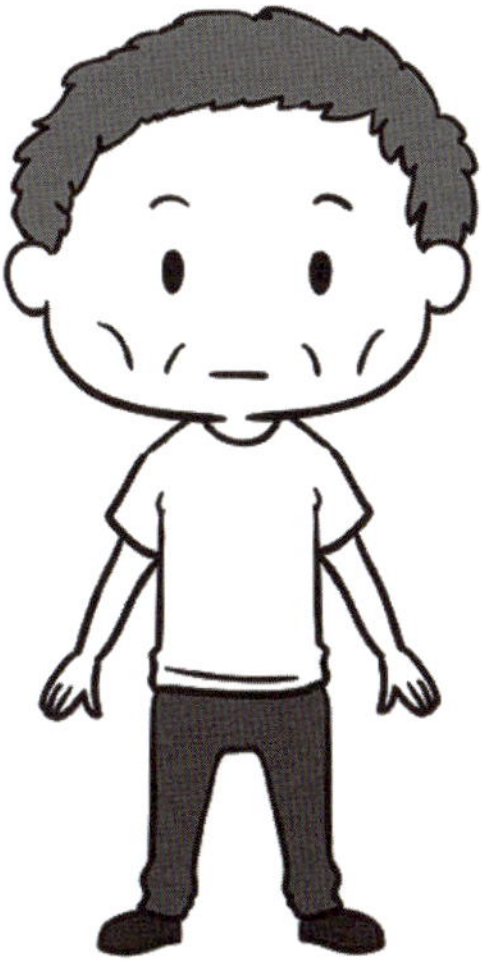

サルコペニアの目安

BMI　18.5kg/m2 以下

握力　男性25kg以下
　　　女性20kg未満

下腿周囲径　30cm 未満

歩行速度　1m/sec 以下

サルコペニアの診断の目安は、日本人の場合には、歩行速度が1m／秒未満、握力が男で25kg、女性で20kg未満、下腿周囲長が30cm未満、BMIが18.5kg／m2未満の場合です。

回復期リハビリテーション時期の患者では、病気のために低栄養状態や長期臥床によるサルコペニアが存在している可能性があり、リハビリテーションで運動療法を実施するためには、サルコペニアを改善させるだけのエネルギーが必要です。サルコペニアを改善させて初めて、適切な運動によって血液中のたんぱく質が筋肉を作っていくことができるのです。

ところが、低栄養状態のままで運動療法を実施すると、必要エネルギーを確保するために、患者様は自らの筋肉を分解することによりタンパク質を作り、それをエネルギーに変えようとします。この現象を**異化**と呼び、結果的にリハビリテーションをすることによって筋肉崩壊を起こしてしまうのです。

このように、適切な栄養状態を確保したうえでリハビリテーションを実施しないと、全くの逆効果になってしまいます。

低栄養状態での
リハビリテーションの弊害

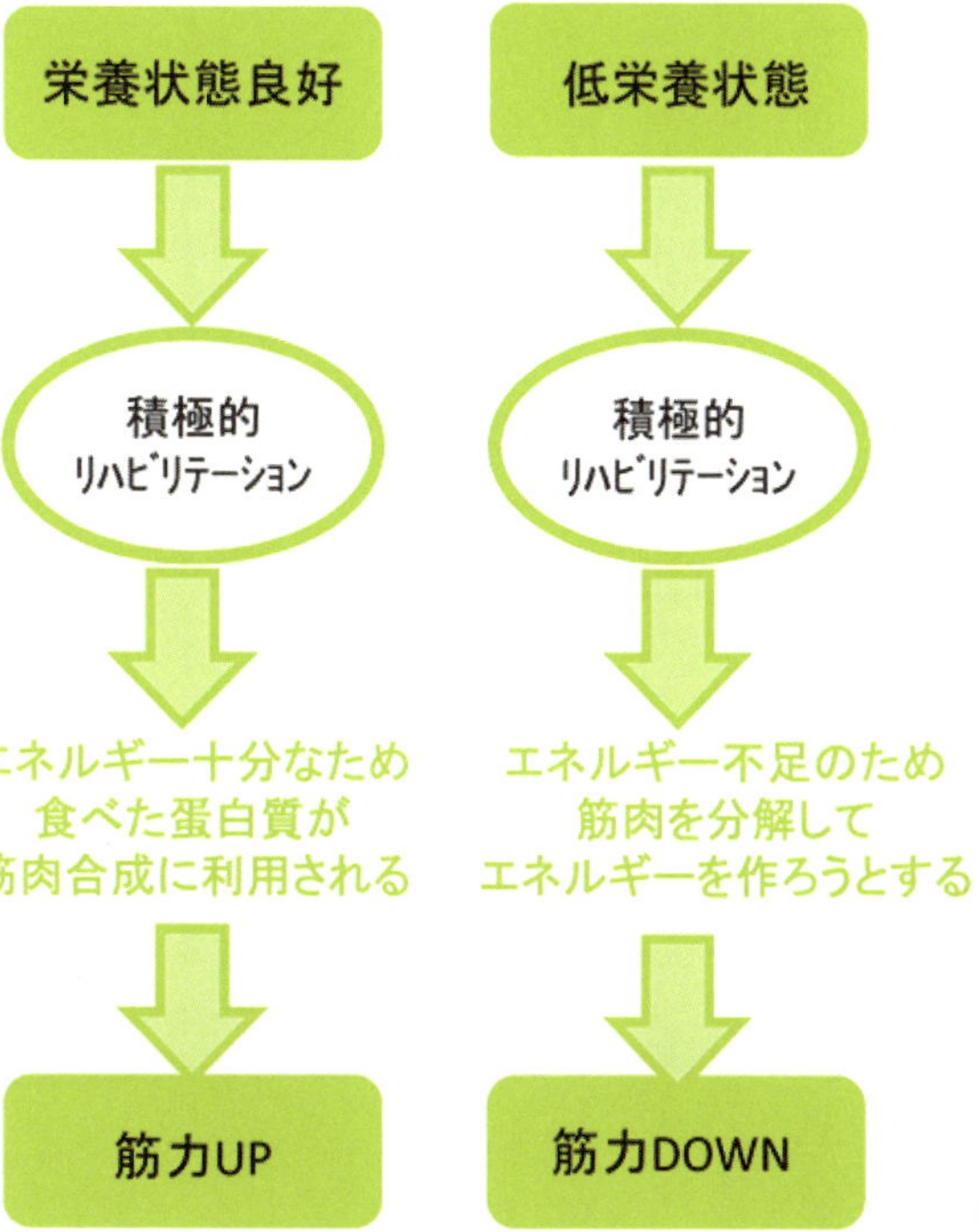
栄養状態良好
積極的
リハビリテーション
エネルギー十分なため
食べた蛋白質が
筋肉合成に利用される
筋力UP
低栄養状態
積極的
リハビリテーション
エネルギー不足のため
筋肉を分解して
エネルギーを作ろうとする
筋力DOWN

リハビリテーション中には低栄養状態の方が多い

すべてのリハビリテーション患者に栄養状態のチェックが必要

最近リハビリテーション中の患者の栄養状態について、多くの知見が得られています。リハビリテーション実施中の患者の低栄養状態が指摘されており、国内では、急性期病院においてリハビリテーション科に診察依頼があり廃用症候群と診断した高齢患者の88％に低栄養を認めた、回復期リハビリテーション病棟入院患者の37％に低栄養を認めた、などの報告があります。海外の代表的な研究では、病院、介護施設、在宅、リハビリテーション病棟の4つの施設の人たちの栄養状態を比較したところ、リハビリテーション病棟に低栄養状態の方が一番多かった（51％）との報告があります。

このように、回復期リハビリテーション病棟に入棟する患者の多くの方が、低栄養状態あるいはサルコペニアの状態にあり、前項で説明したように、このような状態の方にリハビリテーションと称して運動負荷をすると、却って疲労や筋肉崩壊を誘発することになり、いくらリハビリテーションを実施しても成果が上がらないという事態を引き起こします。したがって、リハビリテーション患者には、計画的な栄養管理が必要です。

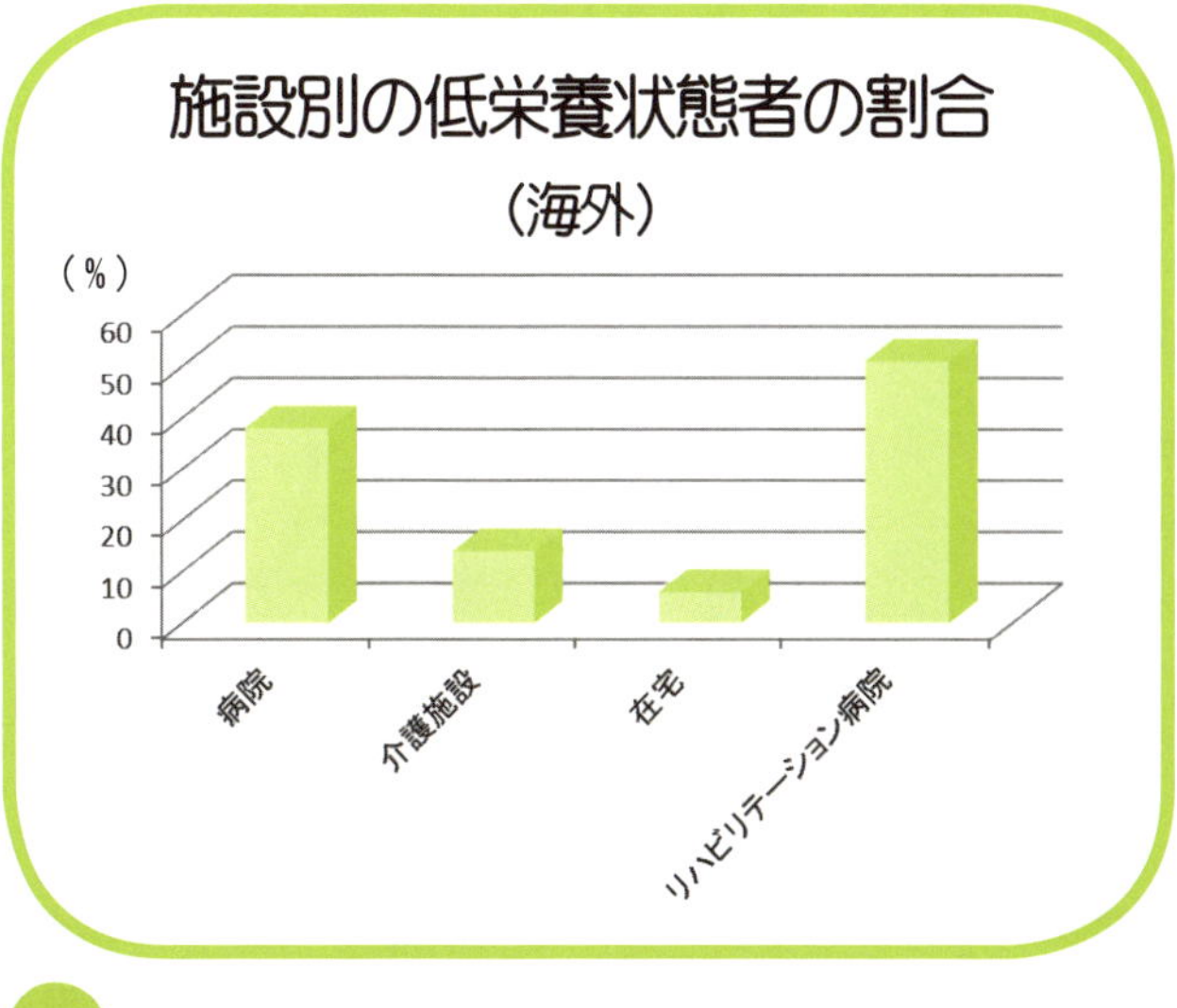

回復期リハビリテーションでは多くのカロリーを必要とする

リハビリテーション中に必要なカロリーの計算方法

それでは、リハビリテーションで必要なカロリーはどのくらいでしょうか？　最近のリハビリテーション栄養学の考え方を紹介しましょう。

一般的に必要カロリー数の計算は、ハリス・ベネディクトの式を用いて計算します。この式によると、エネルギー必要量は、身長・体重・年齢から算出した基礎代謝量に、活動係数とストレス係数を乗じた数値で計算されます。

この際に、活動係数の値が安静時とリハビリテーション時ではかなり差があるのです。ベッド上での安静状態が活動係数1．2であるのに対して、訓練室でリハビリテーションを実施しているときの活動係数は、2．0にまで上ります。

回復期リハビリテーションに必要なカロリー

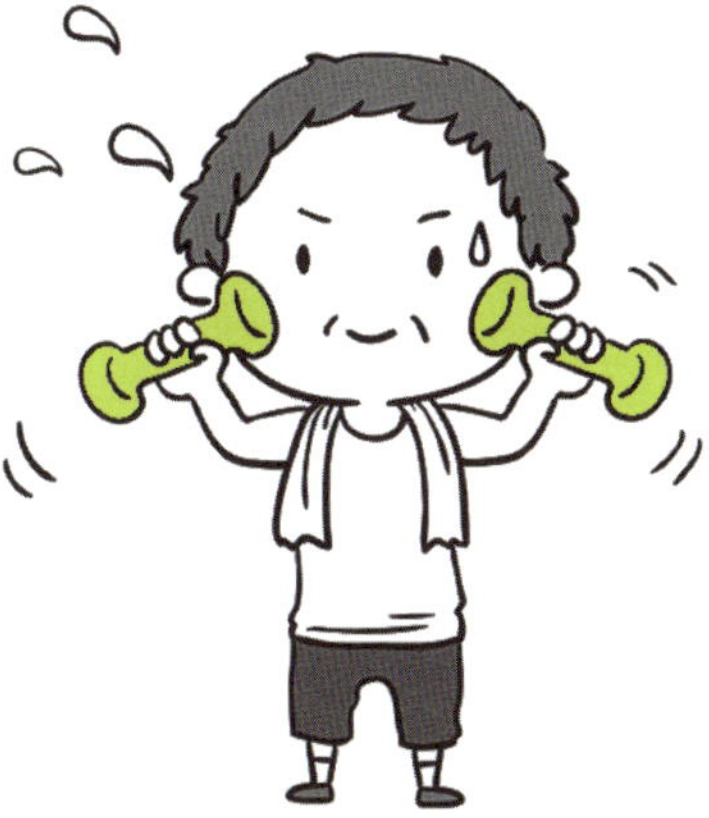

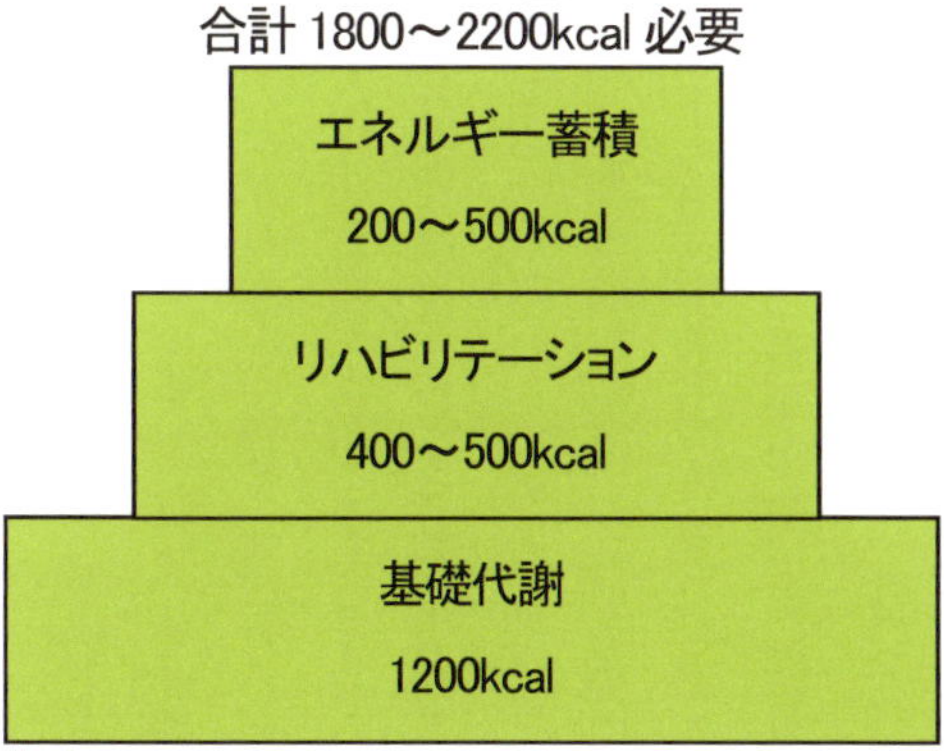

具体的に計算してみましょう。身長166㎝体重44kgの73歳男性の基礎代謝は1008kcalになります。この男性がベッド上安静をしていたら、必要カロリー数は1008×1．2＝1210 kcal になりますが、訓練室で1日3時間のリハビリテーションを実施しているとしたら、必要カロリー数は1008×1．6〜1．7＝1613〜1714 kcal となり、その差は500kcal 程度となります。さらに、急性期治療を終えたばかりの患者様で、既にリハビリテーション開始時点で低栄養状態にある場合は、エネルギー蓄積量として200〜500kcal を追加しなくてはなりません。そうなると、この77歳男性は1日1800〜2200kcal を必要とする計算になります。

このように、回復期リハビリテーション中の患者は、一般の病院で安静加療しているのに比べて、かなり多くのカロリーを必要とします。リハビリテーション栄養学の考え方を導入し実践している病院と、そうでない病院に、リハビリテーションの結果の差が出ることは容易に想像できると思います。

栄養状態と筋肉量 定期計測の重要性

栄養提供料と訓練量のバランスを、定期的にチェックする

前項で説明した計算方法はあくまで一般論であり、個々の患者様がその数式にぴったり当てはまっているとは限りません。患者様のもともとの代謝や運動効率は個体差が強く反映されるからです。

ですので、数式で導き出したカロリー数が正しかったのか、リハビリテーション量に適した栄養補給がされているか判断するには、個々の患者様の栄養状態と筋肉量を定期的に計測することが必要となります。

一般に栄養状態のチェックは、血液検査と身体計測で評価します。血液検査では、アルブミン、ヘモグロビンが代表的ですが、栄養学ではこれに、コレステロールとリンパ球数を加え

て、CONUT スコアという栄養状態を評価する指標を計測しています。この方法では、CONUTスコアが0～1が正常、2～4が軽度栄養障害、5～8が中等度栄養障害、9～12が重度栄養障害に分類されます。

身体計測では、体重、上腕周囲長、下腿周囲長を計測するのが一般的で、上腕周囲長が21cm以下、下腿周囲長が30cm以下で筋肉量減少の目安とされます。しかし、周囲長を測るだけでは、増減が筋肉によるものなのか、皮下脂肪によるものなのか、あるいは病気によるむくみ（浮腫）なのか明らかではありません。筋肉量の指標は握力とされていますが、脳卒中などで麻痺がある患者様では筋肉量を反映しているとは言えません。

四肢と体幹の筋肉量や浮腫を個別に計測する機器もあります。一般医療では腎臓病や心臓病の病状評価に使われるものですが、リハビリテーションに応用している病院もあり、非常に有効な方法と考えられます。

回復期リハビリテーション病棟では、リハビリテーションの成果を毎月レポートにして、本人・ご家族に説明することになっていますが、この際に、栄養状態と筋肉量の変化についても説明があるようなら、リハビリテーション栄養学を導入・実践している病院といえます。

栄養アセスメント

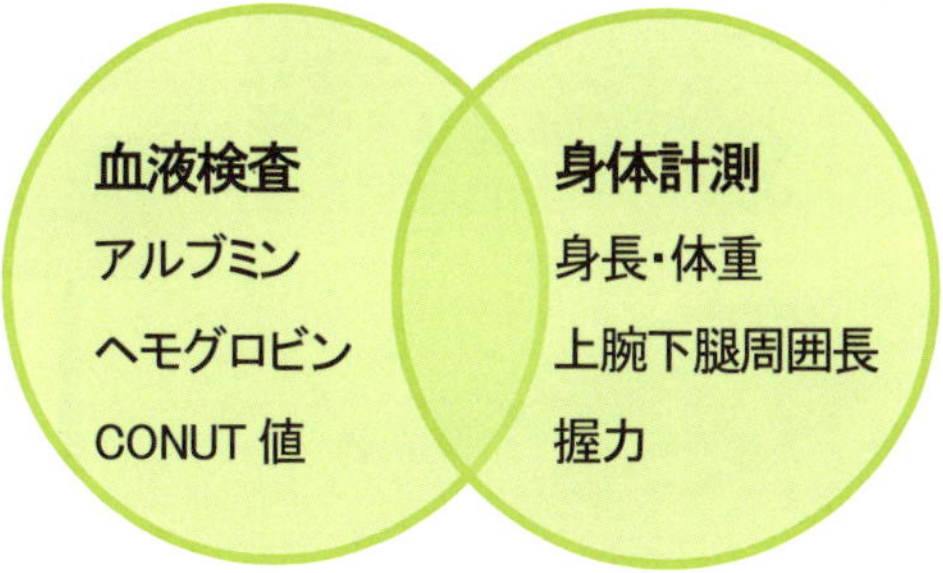

BMI(kg/m2)

低栄養	正常	肥満
18.5未満	18.5～25	25以上

体重減少率

体重減少率(%)＝(通常体重ー現体重)÷通常体重x100

下記の体重減少が認められた場合、中等度以上の栄養障害の疑い

1週間	1か月	3か月	6か月
2%以上	5%以上	7.5%以上	10%以上

筋肉量の直接測定機器

（ InBody® ）

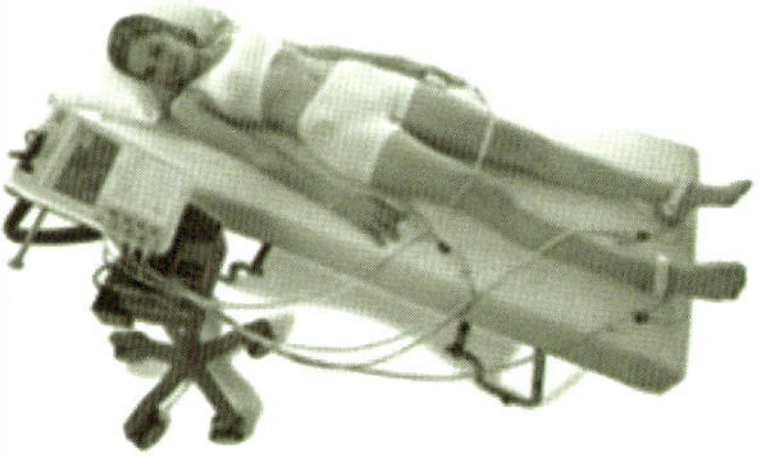

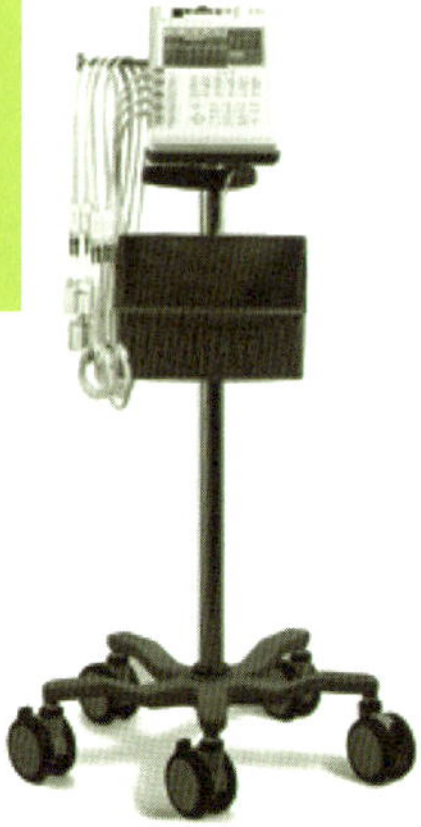

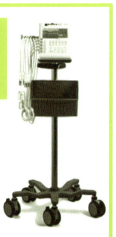

測定結果（抜粋）

筋肉・脂肪 Soft Lean-Fat Analysis

項目	単位	測定値	標準範囲
体重	kg	59.1	43.9 ~ 59.5
筋肉量	kg	35.1	33.8 ~ 41.4
体脂肪量	kg	21.8	10.3 ~ 16.5

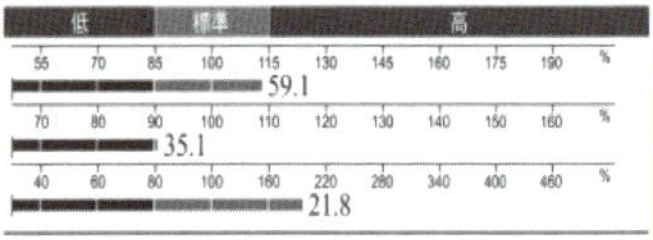

肥満指標 Obesity Index Analysis

項目	単位	測定値	標準範囲
BMI	kg/m²	24.0	18.5 ~ 25.0
体脂肪率	%	36.9	18.0 ~ 28.0

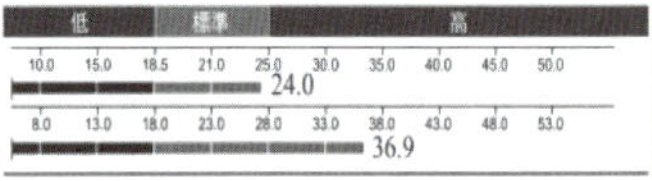

部位別筋肉量 Segmental Lean Analysis

★：アクセス部位
●：麻痺部位

測定部位	単位	測定値	標準範囲
右腕	kg	2.02	1.51 ~ 2.27
左腕	kg	1.94	1.51 ~ 2.27
体幹	kg	17.7	15.5 ~ 18.9
右脚	kg	5.20	5.38 ~ 6.58
左脚	kg	5.02	5.38 ~ 6.58

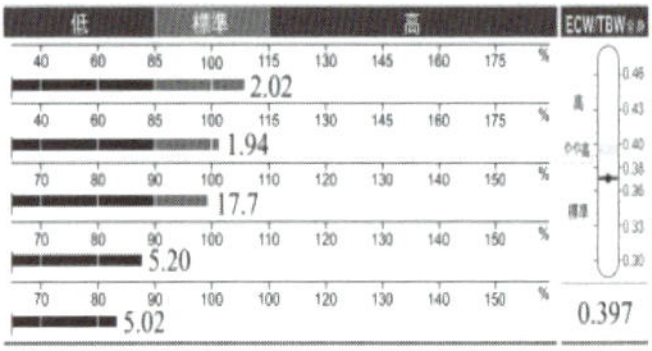

第5章

高次脳機能障害

救急医療の発達により高次脳機能障害が社会問題に

社会問題となっている高次脳機能障害へ対応しているか？

高次脳機能障害とは、脳卒中や頭部外傷の後遺症でおこる、記憶障害・注意障害・遂行機能障害・社会的行動障害などの、認知行動的障害をいいます。1980年代から脳神経系の救急医療が急速に発達し、救命率が飛躍的に向上した結果、脳の後遺症の中でも、高次脳機能障害と呼ばれる後遺症があることが分かってきました。

全国に40万人の高次脳機能障害者が存在すると推測されていますが、その診断とリハビリテーションの普及はまだ十分とは言えないのが現状です。その理由は、大変専門的な知識を必要とする分野であることが第1の理由といえます。脳の機能を十分理解して対応できる体制でないと、適切な診断とリハビリテーションが実施できないため、高次脳機能障害の診断とリハビリテーションを積極的に実施できる回復期リハビリテーション病院は限られてきます。

これらの背景から、高次脳機能障害者の社会復帰率は2000年代は10％以下であり、社会問題となりましたが、最近では厚生労働省研究班によって地域支援体制の整備が進められ、適切な支援を受ければ社会復帰率は40％程度まで向上するようになりました。

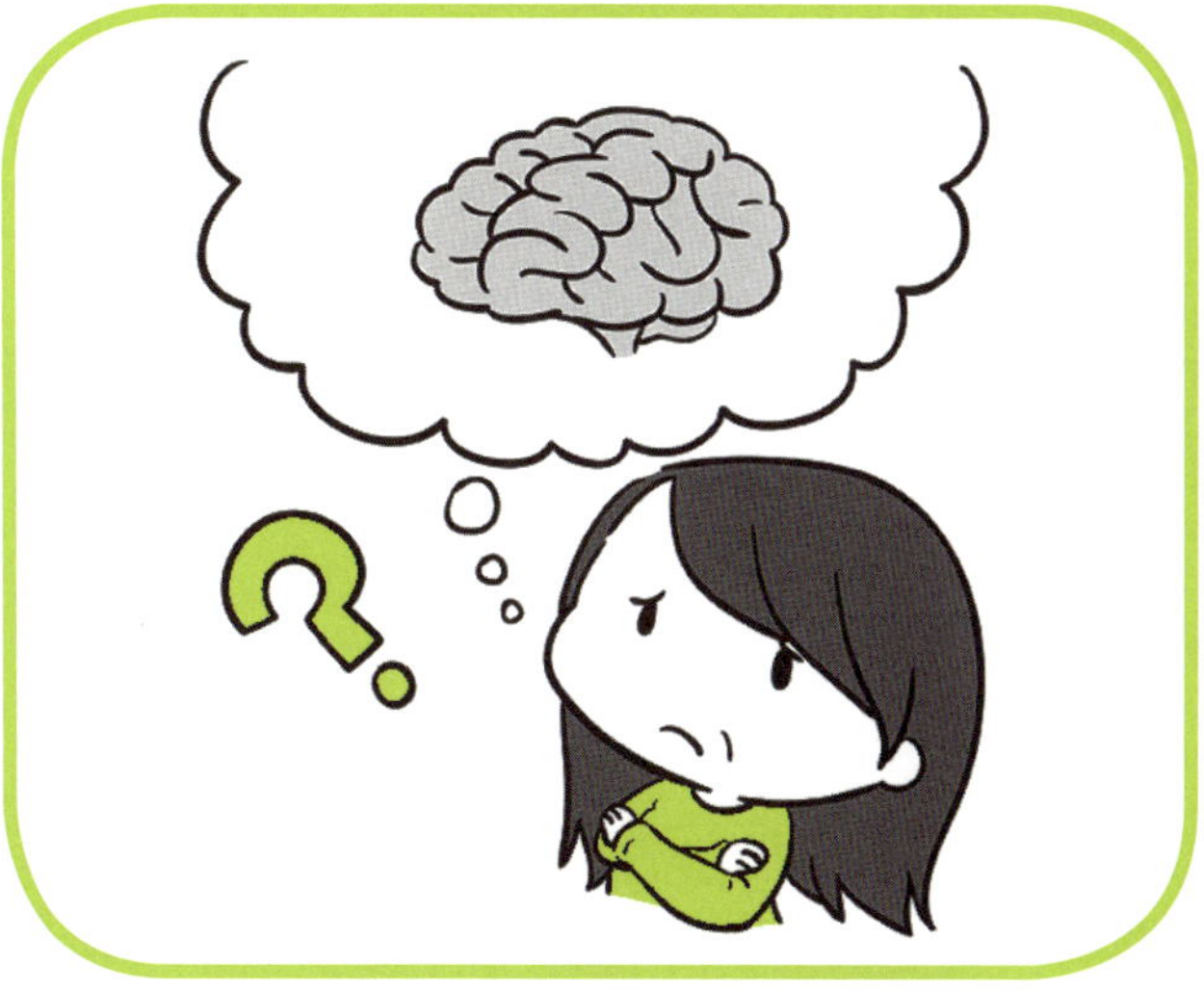

谷間の障害と呼ばれる高次脳機能障害

高次脳機能障害は　医療や福祉制度の谷間に置かれてきた

高次脳機能障害が社会問題となった最大の理由は、高次脳機能障害が、日本の医療・福祉制度で上手く運用されていなかったためです。

身体障害であれ高次脳機能障害であれ、病気によって何らかの後遺症が残ったために、福祉サービスを受けようとするなら、先ず障害が残っていることを証明してもらう必要があります。わが国ではこれが「**障害者手帳制度**」として、制度が認めた特定の医師により診断書が発行され、それを行政機関が認可することによって、手帳が交付され障害サービスが受けられることになっています。ただし、何らかの理由で障害手帳交付を希望されない方もいらっしゃいますので、手帳申請はあくまで本人希望によるものです。

障害の種類と手帳制度の関係

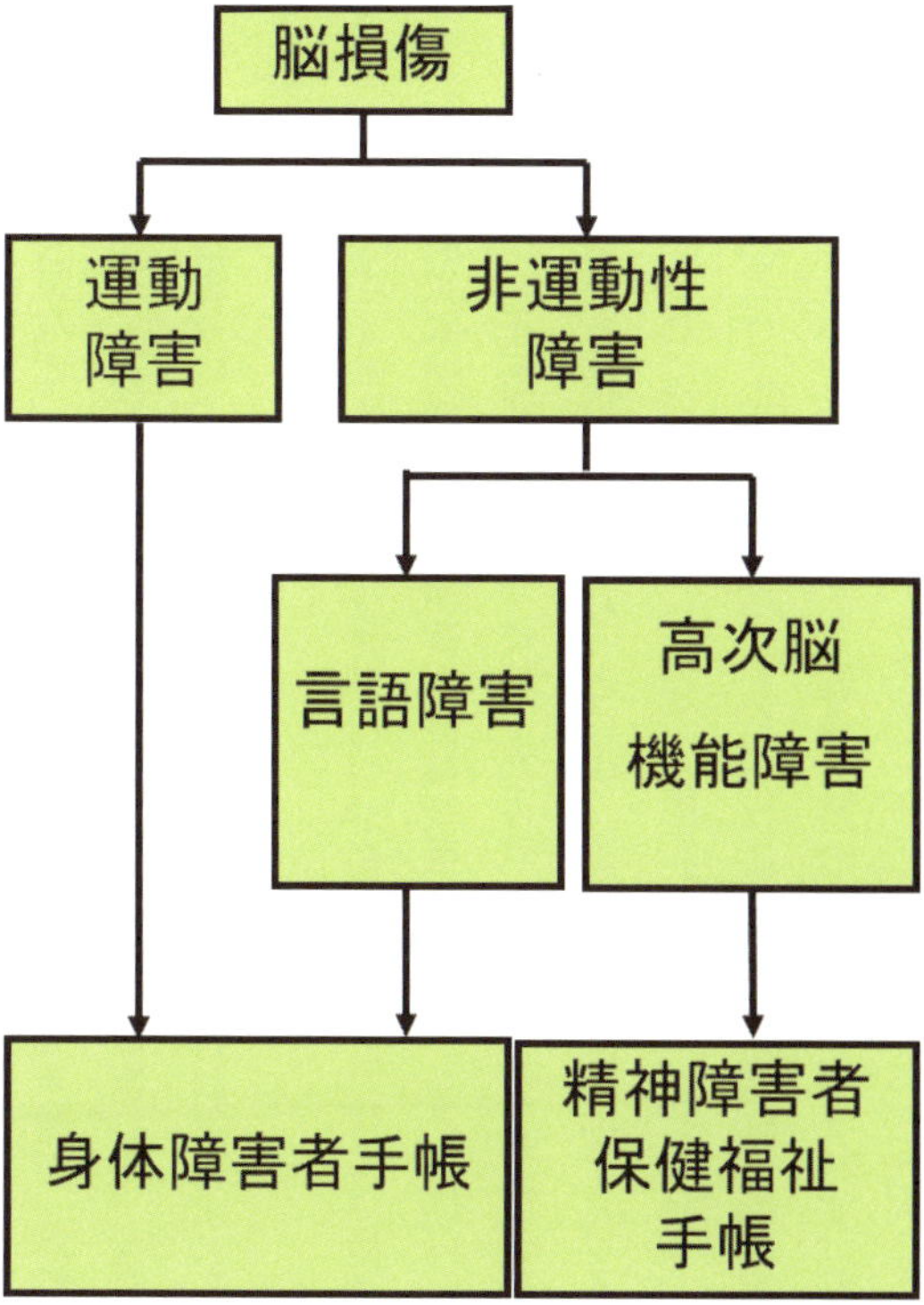

成人が申請できる障害者手帳には、**「身体障害者手帳」**と**「精神保健福祉手帳」**があります。前者は、手足の麻痺や視覚聴覚など、身体に障害が残った時に申請する手帳で、急性期の医療にかかわる医師の間にも認知されており、診断書記載もなされてきました。後者はうつ病や統合失調症など精神に障害が残った時に申請する手帳で、主に精神科医によって診断書が記載されてきました。

脳卒中や脳外傷の後遺症である高次脳機能障害は、CT や MRI が無い時代には精神の障害として扱われてきました。高次脳機能障害が精神保健福祉手帳の対象とされ続けたため、その運用は急性期医療にかかわる医師には周知されてきませんでした。CT や MRI が導入され、1980年代以降、脳の救急医療が発達したことによって高次脳機能障害を抱える方が多くなり、手帳制度の運用がそれに追いつかない状況が生まれたのです。すなわち、身体障害者手帳が救急医療担当医師らによって多く発行されたのに対して、高次脳機能障害に対しては、精神保健福祉手帳の発行ができることすら救急分野の医師に周知されず、制度的に形骸化してしまったのです。脳外傷や脳卒中の患者様にもその存在が知られないままになり、「高次脳機能障害の福祉制度が何もない」と、勘違いされたほどです。

したがって、制度はあっても適用されない障害として、高次脳機能障害は「谷間の障害」と呼ばれました。

交通通事故などによる脳外傷はもっと深刻です。わが国の代表的福祉サービスに介護保険がありますが、これは原則加齢による疾病に対応するサービスです。そのため、脳卒中などの生活習慣病では40歳以上から介護保険の適用が許されています。しかしながら、脳外傷は加齢による疾病でないため、65歳からでないと介護保険福祉サービスを受けれません。したがって、脳外傷による若年の高次脳機能障害者が全ての制度から取り残された状況になってしまったのです。

厚生労働省はこのような状態を重く受け止め、「高次脳機能障害支援事業」を展開しました。その結果、現在では高次脳機能障害者への精神保健福祉手帳を、救急医やリハビリテーション担当医でも記載・発行可能になっています。しかしながら、いまだに多くの施設では、高次脳機能障害者に対して精神保健福祉手帳を発行していません。脳卒中や脳外傷で回復期リハビリテーション病院を選ぶ際には、高次脳機能障害の診断が可能か、精神保健福祉手帳への対応をしているか、事前に把握することをお勧めします。

医師でもわかりにくい高次脳機能障害の特徴

高次脳機能障害は「見えない障害」と呼ばれてきた

高次脳機能障害は、「見えない障害」とも呼ばれています。高次脳機能障害は外見ではわからないからです。見えない障害と呼ばれるのにはもう一つ理由がり、特に、医師にとってわかりにくく観察しにくいことが特徴なのです。

例えば、高次脳機能障害の方が自宅や職場で、ミスやトラブルが多発しているという状況を想定しましょう。このとき、一緒に暮らしている家族はその状況を把握していますが、本人に病識が乏しいことが多くあります。この患者様が家族と一緒に診察室を訪れ、家族が自宅で起こっているトラブルを医師に説明しても、当の本人は困っている様子もなく、家族が神経質なだけだと話すでしょう。そして、多少の記憶力・注意力の問題があったとしても、5分

高次脳機能障害は「見えない障害」

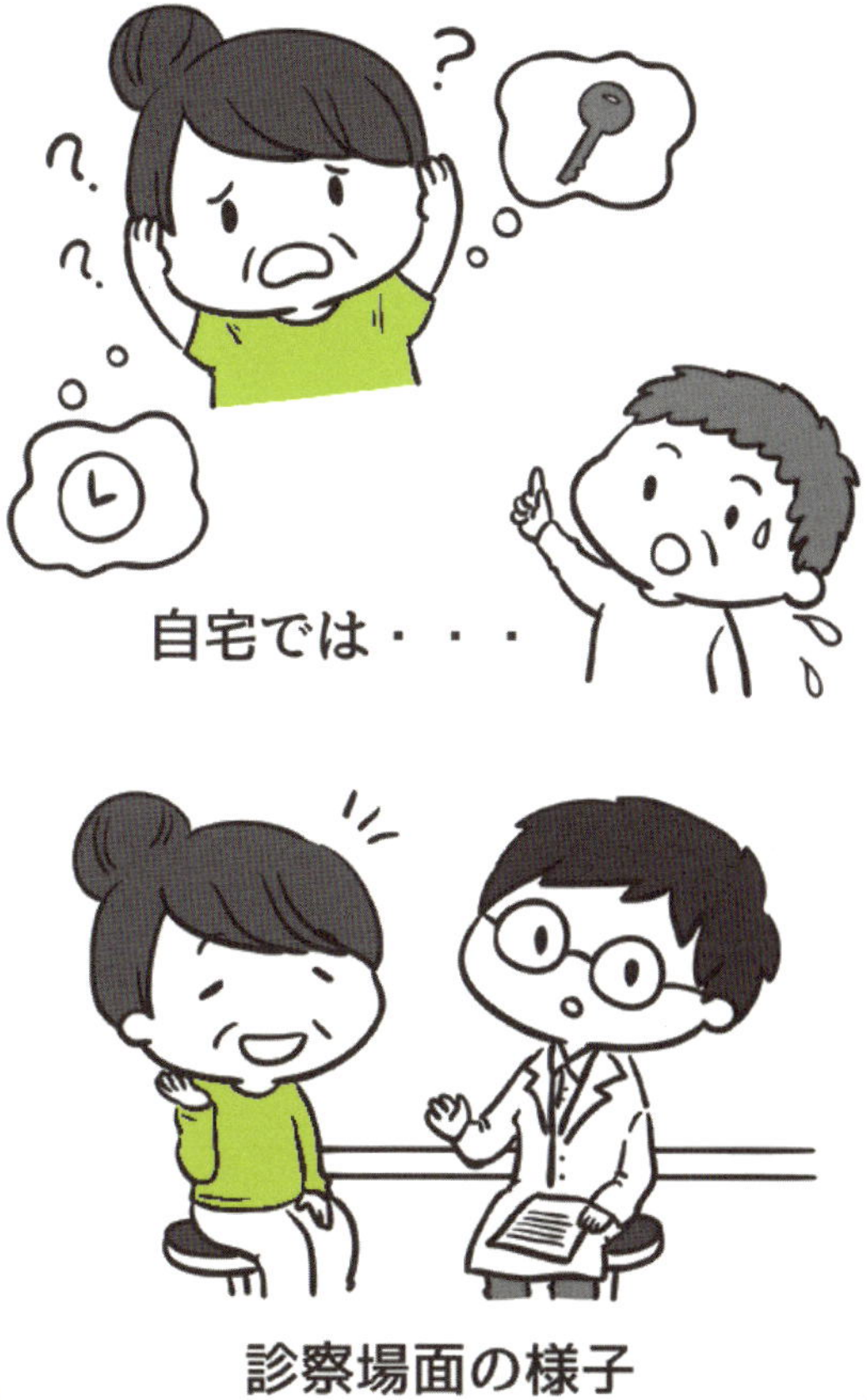

診察場面の様子

程度の医師の診察であれば、しっかり集中することによって、ミスなく医師との会話を終えることができます。そうなると、医師は、「本人が大丈夫と言っている、診察室でも正常な応対である。」という判断となり、むしろ家族が神経質なのではないかと考えるようになります。これが医師にとって、「見えない障害」となってしまう理由です。

ご家族に高次脳機能障害の知識が無い場合にも、やはり見えない障害の状況になることがあります。ご家族が高次脳機能障害と言う概念を知らない（あるいは医師から知らされていない）場合には、「何か変だ」と感じながらも、疑うことはありません。さらに、命を助けてもらって信頼している医師から、治ったと言われればそう思うのは当然です。私の経験で、ご家族が受傷の数年後に初めて高次脳機能障害の概念を知り、知ることにより患者様・ご家族ともに、気持ちが救済されたと言われた方もいます。

高次脳機能障害の存在を知らされないままに、不用意に復職し、会社を解雇されるケースもありますので、回復期リハビリテーションを受ける際には、高次脳機能障害の有無をしっかりと精査してもらうことが必要です。

高次脳機能障害にはチームアプローチが必要

高次脳機能障害への対応にはチームアプローチが必要

高次脳機能障害が見えない障害であり、医師による診察室での観察だけでは診断に至らないとすれば、どのような診療が望ましいのでしょうか？　それには、二つの方法があります。ひとつは、**神経心理学的検査**で、もう一つは医師以外の多くのスタッフが、いろいろな角度から観察することです。

診察室では正確な対応ができていても、リハビリテーション室ではミスが出たり、あるいは相談員と相談中に辻褄が合わなくなって来たり、患者様の計画性や行動を観察していくと、どこに問題があるか、把握できることが多くなります。何回かそのような観察を繰り返すことによって、それが家族の訴えとつながって、その方の生活状態が理解できてきます。

ただし、どこのリハビリテーション施設でもそれが可能というわけではありません。観察項目やそれに対するアプローチの方法があります。しっかり観察するための網の張り方とも呼ぶべきものがあり、それぞれのスタッフが分担制で観察を行い、それを持ち寄って総合的に判断できる体制づくりが必要です。

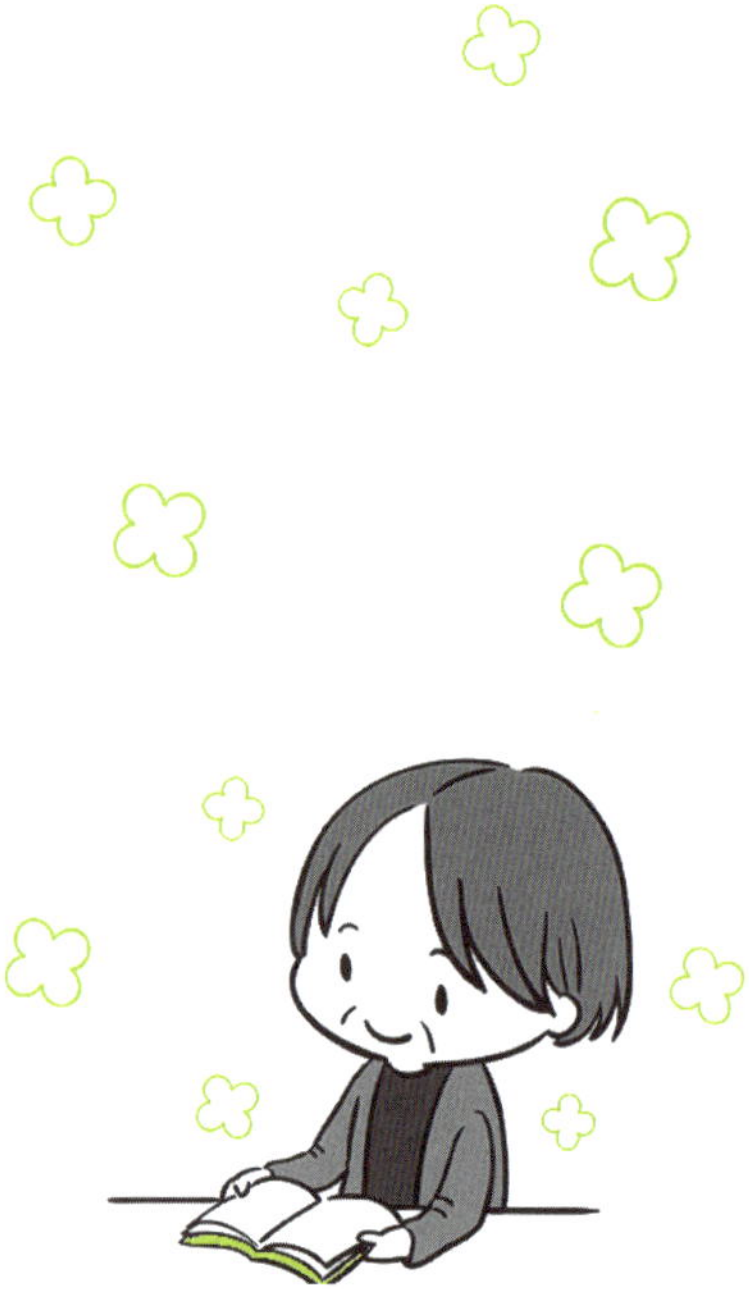

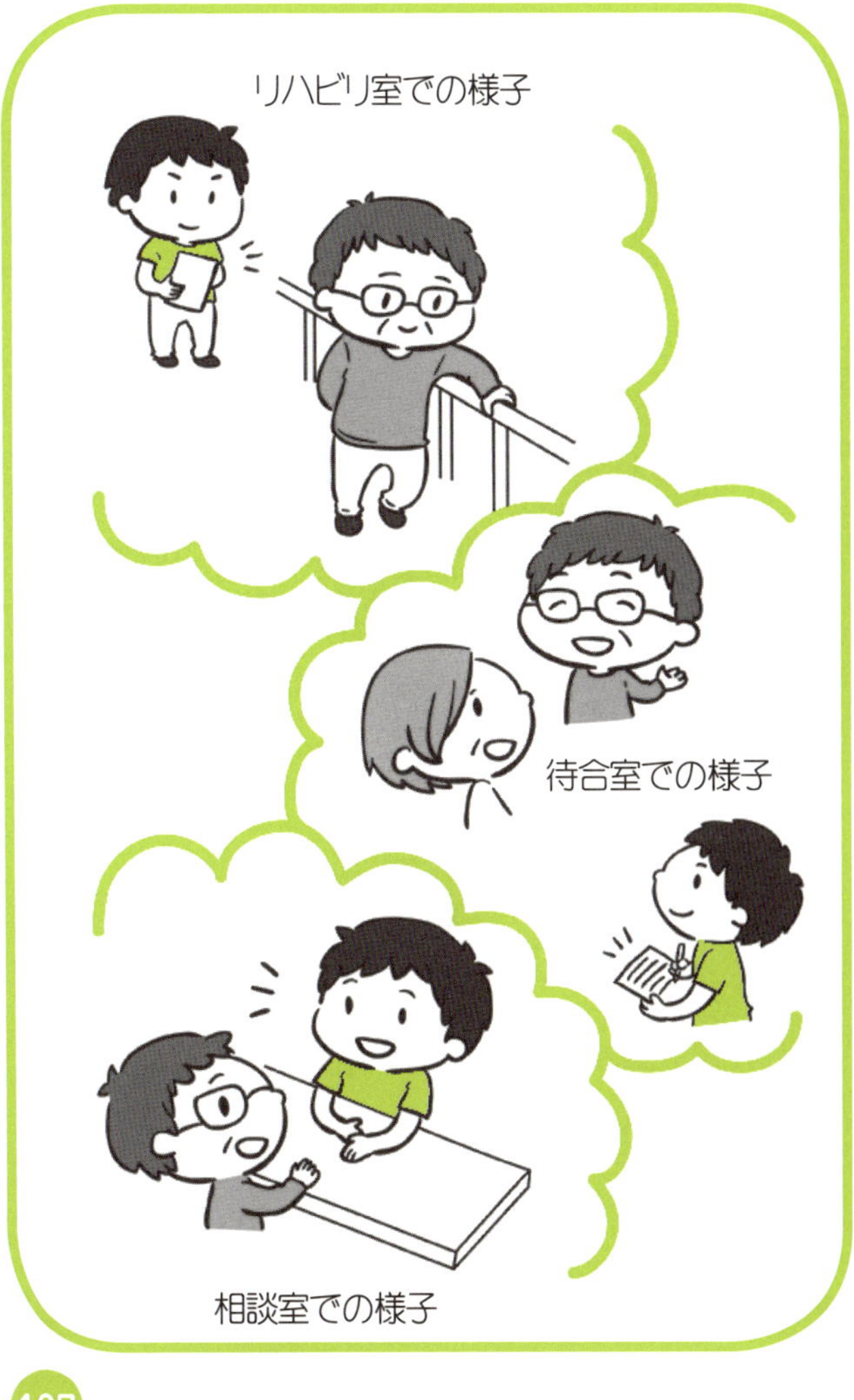
リハビリ室での様子
待合室での様子
相談室での様子

専門の心理士が配置されているか？

脳の損傷部位と神経心理検査から　高次脳機能を分析する

　高次脳機能障害を把握するためのもう一つの方法として、神経心理検査があります。このとき重要になるのが、**心理士**の存在です。欧米では、脳のリハビリテーションでチーム医療を展開するとき、心理士も参加することになっています。残念ながら、我が国のリハビリテーション医療制度では、たとえ心理士が医療に参加しても診療費請求ができません。このため、心理士が雇用されているリハビリテーション施設は少ないのが現状です。逆に、心理士を雇用しているリハビリテーション施設は、不採算でも必要性を感じて雇用しているわけですから、高次脳機能障害に積極的といえます。

　人の行動を考えるときに、参考となる理論の一つに、「スイス・チーズ理論」があります。こ

スイス・チーズ理論

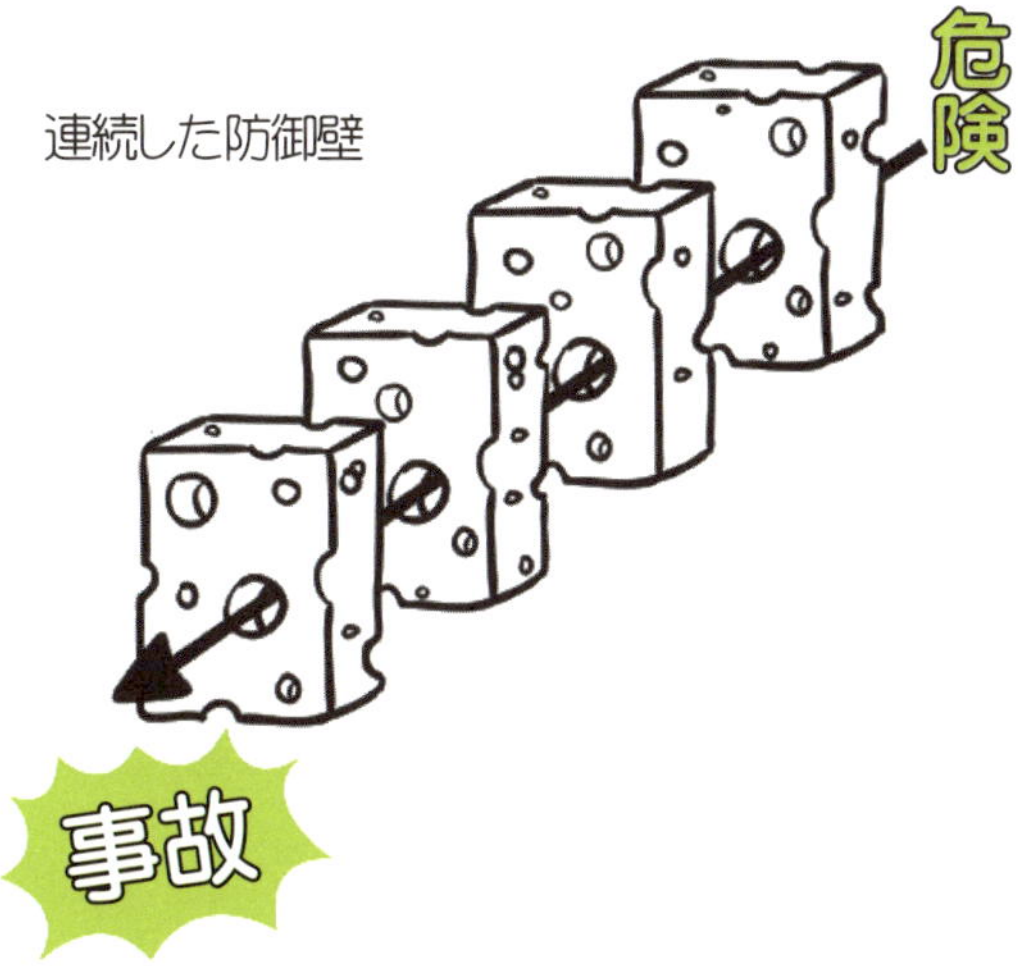

防御壁に「穴」があいていても、日頃は気付かない
4.5 個の穴があくとひとつのエラーが発生すると言われている

れは、事故の原因対策などで用いられる理論です。

人が行動しても通常ミスが起こらないのは、何重ものブロックがあるからと言われています。例えば、手術を受ける際には、患者の名前の確認、病名の確認、これから始める術式の確認、輸血の準備状況などなど、何重にもチェックが行われます。こういうチェックの一つ一つが甘いときに、何重ものバリヤーをすり抜けて事故が起こってしまうという理論で、それがチーズの穴が偶然つながってしまうことの似ていることから、スイス・チーズ理論と呼ばれています。

高次脳機能障害により人がミスを犯すのも同じといえます。記憶力、注意力など一つ一つのどこかに小さな問題があって、それが一つにつながった時にエラーが起こる確率が高まるのです。漠然と行動を観察するのではなく、脳の機能を細かく評価し、どこにチーズの穴が開いているか把握しておくことが必要です。

高次脳機能には、記憶障害・注意障害・遂行機能障害・社会的行動障害などの多くの要素があります。それぞれについて、チームスタッフが行動観察したとしても、そもそも人の行動は、純粋に記憶だけを意味する行動や、注意力だけを意味する行動などはありませんか

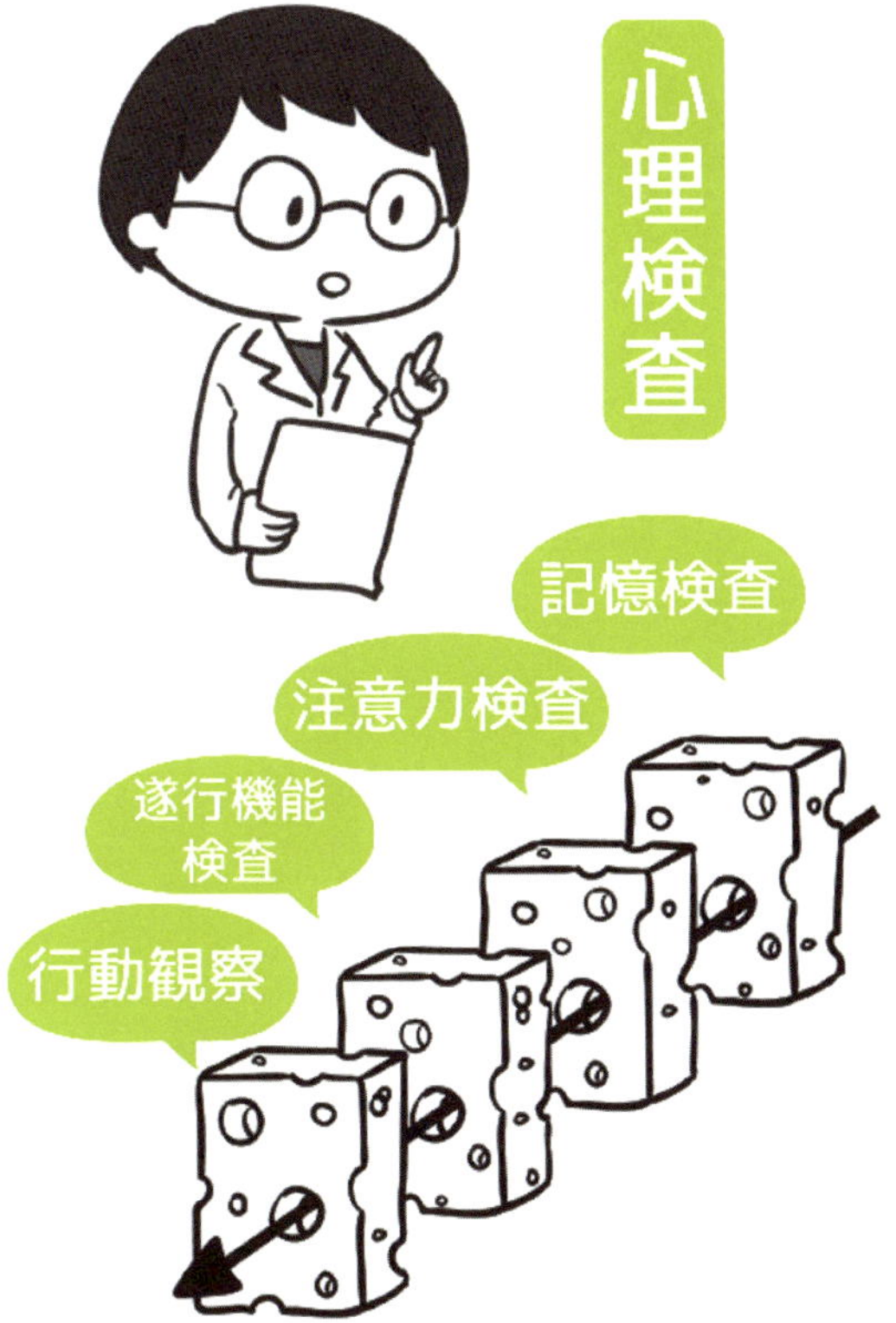

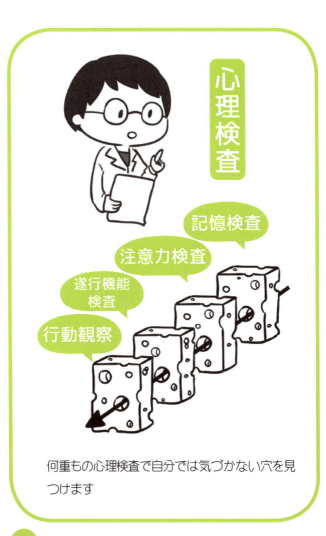

何重もの心理検査で自分では気づかない穴を見つけます

ら、評価にはかなりの知識と経験が必要になります。そこで、記憶・注意・遂行機能などを個別に評価するために、神経心理検査を実施します。そして、その評価点数と脳の損傷部位から、その方の障害の特徴を考察するのです。神経心理検査は世界的に統一された方法が多いので評価は標準化されます。心理士が中心となったチームアプローチを実施している医療機関であれば、高次脳機能障害へのアプローチも充実していることが予想されます。

私の経験で驚いたことを紹介します。神経心理検査で、日用品（特に靴や衣服）の概念だけが若干低下している患者様がいました。しかしその患者様は、入院中の病棟生活では靴や衣服の着脱も問題なく、何の異常も出現しませんでした。ところが、退院して家に帰った当日、脱いだ靴を冷蔵庫に入れたのです。彼には若干の注意障害も合併していました。久しぶりに家に帰って気持ちが高揚しているときに、注意力低下の影響が強く出てしまい、潜んでいた靴の概念障害が顕在化したものと考えられます。このように、普段では異常が出なくても、例えば復職した時など、よりストレスのある状況におかれたときに異常が出現しやすいですので、あらかじめ神経心理学検査で詳しく脳の状況を評価しておくことをお勧めします。

記憶障害の特徴と家族対応のポイント

記憶障害があっても　人格やプライドは保たれている

記憶障害とは、約束事などを忘れてしまう障害です。新しいことを覚えられないことが障害の主体像であり、古いことはよく記憶されています。一般に、脳卒中などの病気が発症する2年前までの記憶は保たれているといわれています。

また、忘れる内容は、エピソードなど、いつ・どこで・誰がなど、文章化することができる記憶が障害されます。このような記憶のことを「**宣言記憶**」と呼びます。

一方で、文章化することができない記憶、たとえば自転車の上手な乗り方とか、平泳ぎの泳ぎ方など、文章で説明できないような記憶は、「**手続き記憶**」と呼ばれており、言い換えれば練習の成果のようなものです。

重度の記憶障害であっても手続き記憶は保たれていることが証明されています。例えば、昨日リハビリテーションをやったことやその内容などをエピソードとしては忘れていても、練習した成果は残っており、徐々にADLは改善します。

また、記憶障害であっても、いわゆる**「慣れ」**とか**「習慣」**も、障害されません。重度の記憶障害があって混乱し興奮している人であっても、毎日同じ時間に同じ場所でリハビリテーションを行えば、その習慣に馴染んできます。

記憶障害のある方は混乱しており精神的に興奮しやすいことも見られます。しかしながら、その興奮は、だれでもが経験するパニックになって慌てている状態と本質的に同じで、ノーマルな精神反応と言えるものです。多くの記憶障害の方は人格的にも保たれていますし、プライドをお持ちです。ご家族や周囲の方は、記憶ミスや勘違いを否定せず、本人のプライドを傷つけるような言動を慎まなくてはなりません。注意するのではなく、同じ目線に立って適切な援助をし、本人がやりたいことを成功に導くことで、本人の自信が回復するようにしましょう。

記憶障害を誤解しないように

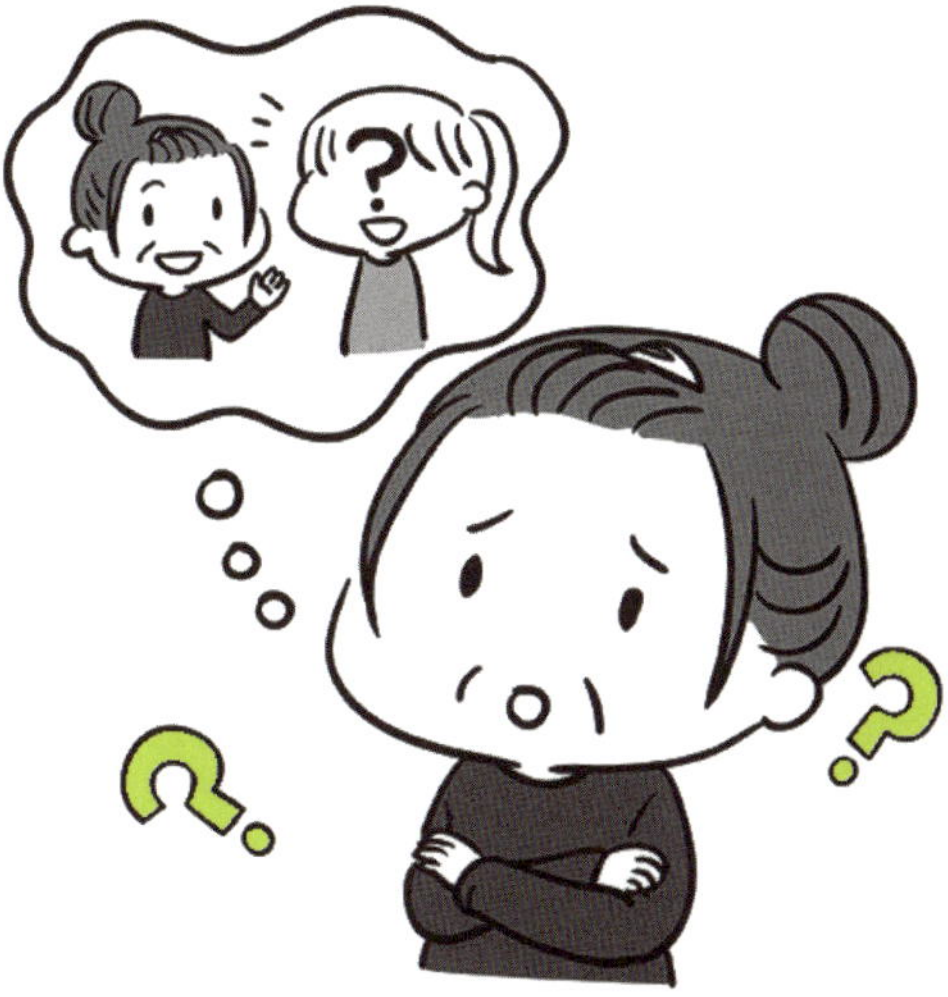

記憶障害があってもリハビリテーションで日常生活関連動作は改善します

古い記憶は残っており人格は保たれるので、プライドを傷つけないようにしましょう

注意障害の特徴と家族対応のポイント

注意配分の障害では　同時に2つ以上のことができなくなる

注意障害というと、一般には集中力欠如のことを想像しますが、注意には集中以外に、配分や転換、持続といった要素があります。

その中で一番問題になるのが、注意配分の障害です。注意配分とは同時に2つ以上のことをする際に、それぞれに注意を必要なだけ配分する能力のことです。

たとえば、主婦が夕食の準備をするときのことを想像してください。鍋を煮ながら、野菜を切って、同時に魚を焼いたりするためには、それぞれに注意配分することが必要になります。さらに、料理中に電話がかかってきたり、小さな子供が泣いたりするのに対応しながら、料理しなくてはなりません。何気ない日常にもこのような大変な注意配分が必要になりま

注意の配分が難しい

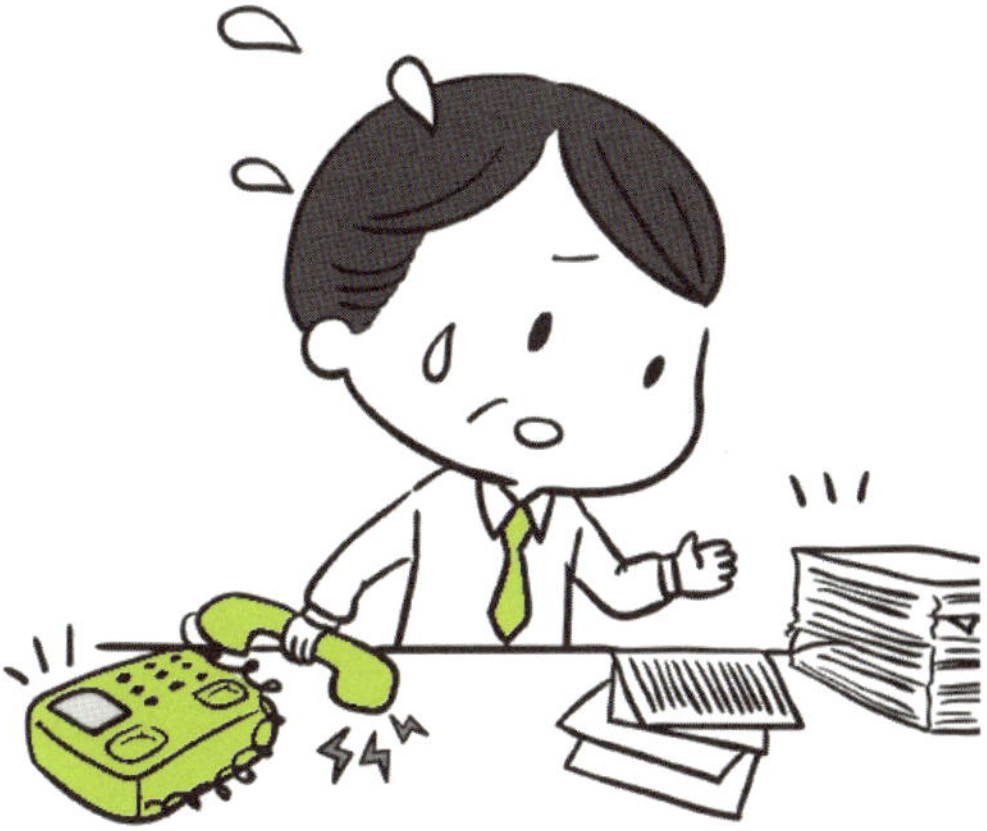

同時に二つ以上のことが出来ない

うるさい環境ではイライラしてしまう

自分のペースを保てるように周囲が配慮することが大切です

す。実際に私の患者様で、脳外傷後の注意障害のために、2つのことが同時にできず、夕食の準備に半日かかる人がいました。本人からすると毎日すごい努力をしていたのですが、それがどれだけ大変か周囲には理解できません。私が診察室で「すごい努力をされてきましたね」と、ねぎらいの言葉をかけると、泣き崩れてしまいました。

会社でも同様です。作業中に電話がかかってきたり上司に別の用事を頼まれると、元の作業に戻れなくなったり、混乱してミスをしたりします。このような注意配分の障害があるとき、子供や女性であれば泣き顔になるかもしれませんが、男性であればイライラして大声が出たりします。職場でこのような事態に陥って、性格の問題に勘違いされてしまうこともあります。

家族や周囲の人の対応としては、本人が集中できるような静かな環境づくりをするとよいでしょう。また、作業中に話しかけたりして注意を乱さないように配慮することが重要です。注意を乱されてイライラしているときに、追い打ちのように助言などをすると逆効果のこともあります。

遂行機能障害の特徴と家族対応のポイント

遂行機能障害の方は　自己中心のわがままな人と誤解されやすい

遂行機能障害とは、計画の立案と遂行に困難を生じる障害です。

例えば、あなたが会社員で、仕事が済んで午後7時から友人とレストランで夕食の約束をした時の状況を想定してみましょう。会社からレストランまで1時間かかるとしたら、6時には会社を出なくてはなりません。にもかかわらず5時から、1時間以上かかりそうな作業を入れてしまい、案の定、その作業が長くかかったために、約束の時間に遅れたらどうでしょうか?日常的にありがちなシチュエーションではありますが、この例で考えてみると、約束の時間設定が7時では早かったのではないか?　5時からの作業は本当に今日しなくてはならなかったのか?　1時間以上作業にかかりそうだというリスク管理はできていたのか?

などの多くの遂行機能上の問題点が浮かび上がります。結果的にこの方は、約束に遅れたわけで、遂行機能障害は、大きな仕事上の問題から些細な友人関係まで、人とのコミュニケーションに関わるあらゆる状況に影響してきます。

また、遂行機能障害患者様は、自分のことだけではなく、他人が大変そうなのにその状況が把握できず、手伝うこともなくのんびりしていたりします。なぜ自分と周囲が上手くいかないのか判断も苦手になりますので、途中で関係を修復することも苦手で、対人関係はどんどん悪化していきます。

しかも、遂行機能障害は記憶力・注意力に問題がない人で、一見して高次脳機能障害がないと思える人に残存していることが多いです。そのため、遂行機能障害の方は、自己中心のわがままな人と誤解されやすく、退職に追い込まれたり、友人を失ったりと、社会的制裁を受けることが稀ではありません。

遂行機能障害は、家族や周囲の人の理解が必要な障害です。本人の行動を援助・修正したり、本人に代わって会社に理解を求めたりする活動も必要になります。

計画の立案と遂行が出来ない

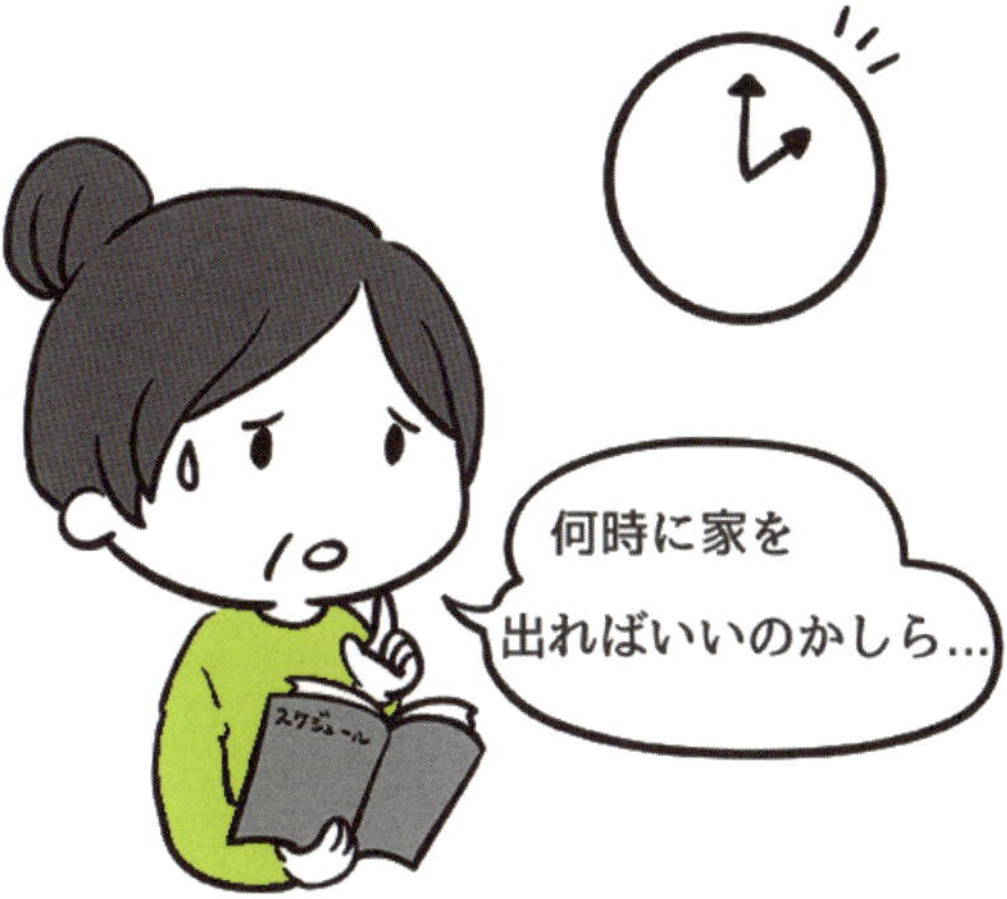

自分だけでなく周囲の状況把握も苦手になるので、自分勝手な人だと誤解されやすい

周囲の理解と手助けで成功に導くようにしましょう

社会的行動障害の特徴と家族対応のポイント

人への共感性が減ってしまい　固執性が増すのが特徴

感情コントロールが不良になったり、固執性が増したりするために、社会性が低下する障害を、社会的行動障害と呼びます。ここで言う社会性とは、遂行機能障害の項で説明したような計画性に基づく障害ではなく、生物的な共感性とか心の交流の障害と考えるとわかりやすいと思います。社会的行動障害では、理屈に合わないことに腹を立てたり、自分の気持ちを優先して他人に合わせることができないなどの理由により、感情コントロールが苦手になります。それが単純に感情爆発という形で表れれば、(対応は大変だとしても)周囲は理解しやすいのですが、感情爆発として表れない形もあります。

道徳的ジレンマ状態を想像してましょう。例えば、自分が自営業の社長で、経営が苦しい

感情のコントロールができない

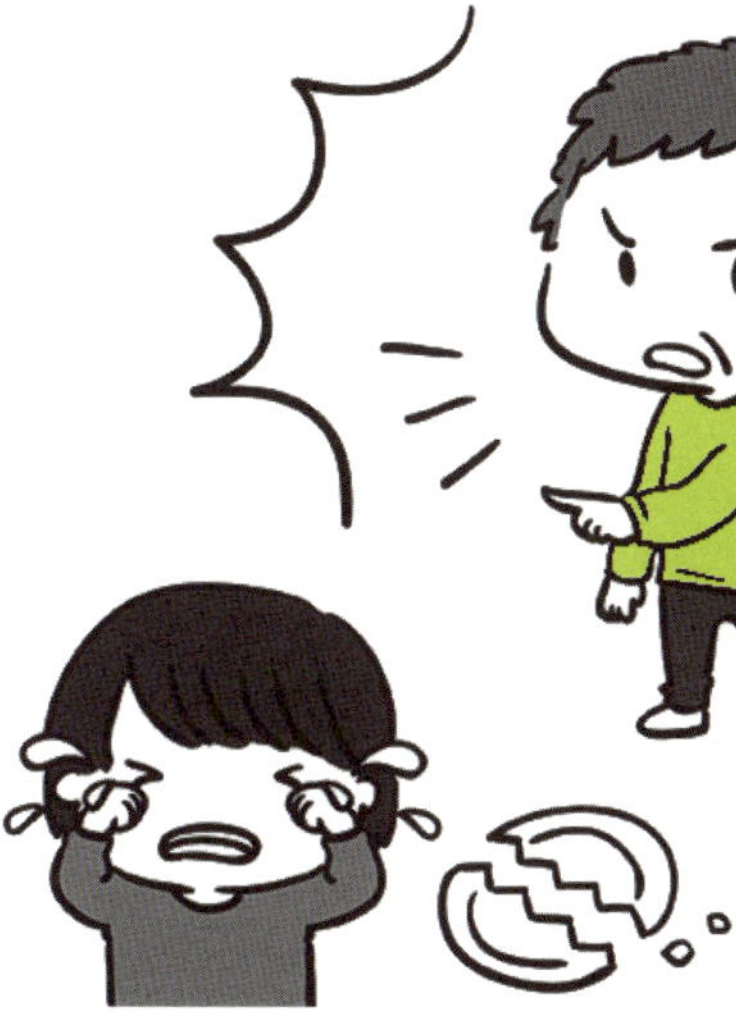

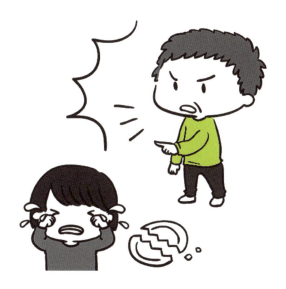

こころのバランスが崩れ、理屈っぽくなる

理屈に合わないことを許せない

親しい関係、特に家族とのトラブルが多くなるため、家族単位の支援が必要になりますために部下である息子2名のうちどちらか1名をリストラしないといけないとします。一人は優秀で会社を辞めてもすぐに次の就職が見つかる息子、もう一人は退職したら次の職場は見つからない息子だとしたら、あなたはどのように決断しますか？　将来も会社を存続させたいなら優秀な息子を残したいでしょうが、子供を犠牲者にしたくないのであれば、優秀な息子の栄転先を探すかもしれません。どちらの判断が正しいかは誰もわからない問題で、悩み抜くのが普通だと思います。ですので、このジレンマ状態に正しい答えがあるとすれば、それは「わからない」が正解といえます。世の中にはこのように、答えを出せない、あるいは出さない方が良いことが多くあります。しかし、社会的行動障害では、ヒトへの共感性が低下するため、このようなジレンマ状態であっても悩まずに決断する傾向があります。社会的行動障害の次の特徴である、固執性についても同じ傾向があり、相手の気持ちを慮ることができずに、自分の主張を通してしまうのです。家庭内においては、子供ならではの間違い（ふざけたりすること）が許せずに、説教ばかりしている状況もよく見受けられます。

社会的行動障害では、感情の対立やすれ違いにより、本人・家族ともに精神的に追い詰められることが多く、家族単位で治療者が関わる必要があります。

第6章

復職支援と
自動車運転

復職支援の開始
患者側に立った職場との調整

後遺症に応じた職場の理解と職場環境づくりを支援する

時々、復職許可を出すか否かを決めているのは主治医だと思っている方がいますが、復職の適否を決めているのは、あくまで会社です（病状悪化の危険がある場合はドクターストップもあり得ますが…）。主治医は本人に対して助言することはありますが、本人の許可なく会社に病状を伝えることはありません。

一般に回復期リハビリテーション病院では在宅復帰を目標としており、復職支援まで実施することはありません。しかし、いわゆる就労年齢の患者様にとって、在宅復帰と同等に、あるいはそれ以上に復職は深刻な問題です。熱心な回復期リハビリテーション病院では復職支援も併せて実施していますので、転院前に確認しておくことをお勧めします。

復職は切実な問題

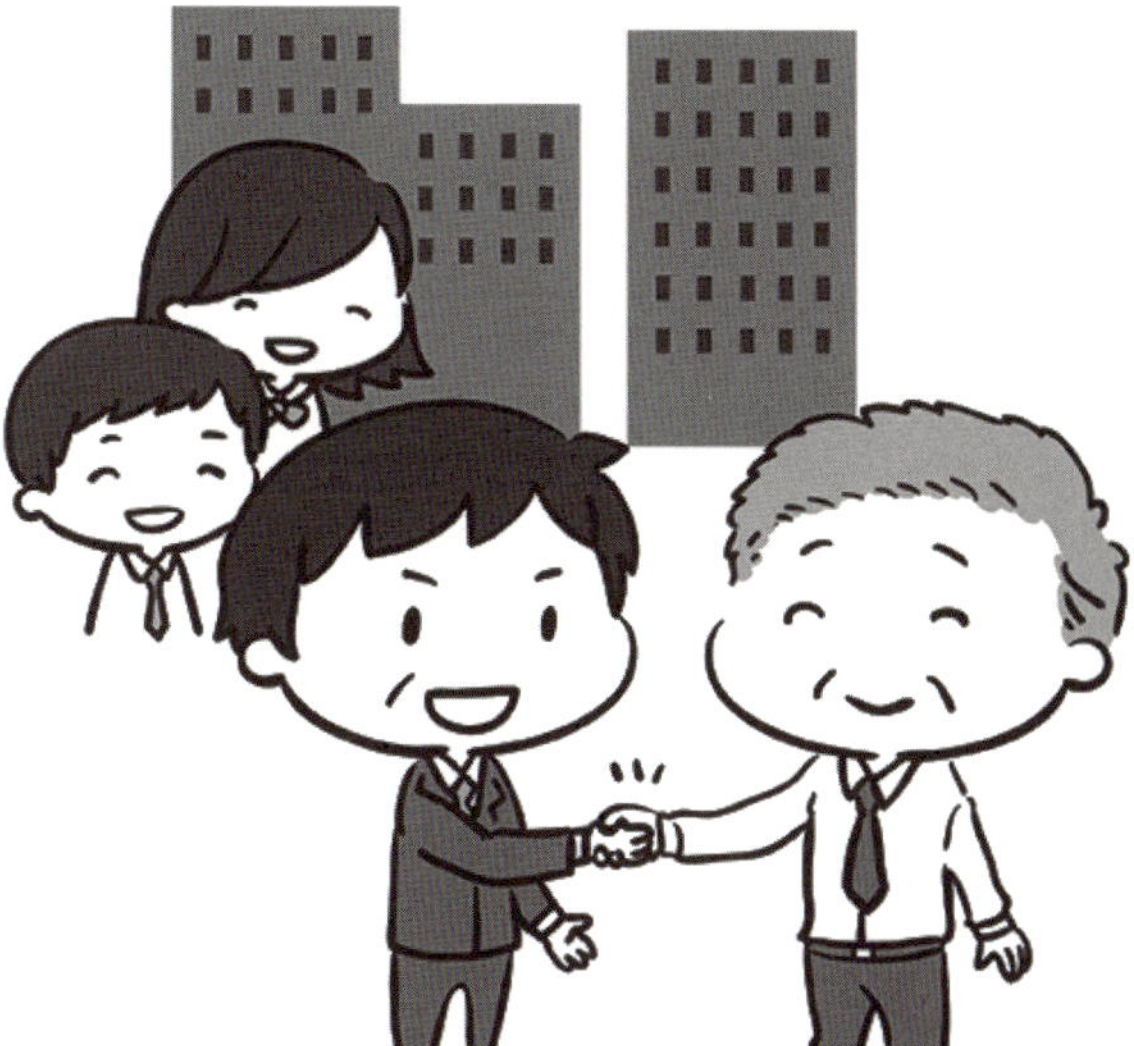

病状に合った職場環境の調整によって、復職がスムーズに進みます

病後の復職には困難を伴うことも多くあります。特に、何らかの後遺症が残った場合には、その方が会社が期待するだけの仕事をこなせるか否かが、復職可否の判断材料になります。学校の先生などの責任のある仕事や、高所作業などの危険業務を伴うときには特に慎重にならなくてはなりません。このような時、（本人の同意のもとに）後遺症の状況が職場に正しく伝えられることによって、復職環境が整えられ、トラブルのない復職につなげることが可能となります。復職支援では、リハビリテーションスタッフ（主治医・相談員など）が患者様と職場の橋渡しを行い、復職しやすい環境づくりのお手伝いをします。

例えば、建設現場作業員が復職する際に、軽度の高次脳機能障害が後遺症として残っている場合を想定してみましょう。この方は高所作業など危険業務は無理な可能性がありますが、配置転換によって平地作業のみにすれば、働くことが可能になるかもしれません。あるいは事務作業に配置転換することも可能かもしれません。このように、本人の同意を得たうえで、後遺症の状態を伝え、何が危険で何が大丈夫なのかを医療側と職場側が情報交換することによって、復職をスムーズに進めることができるのです。

困難事例では障害者就業支援センター等と連携

復職まで1～2年かかるときは、復職支援機関との連携が必要

後遺症が重度の場合、病院側と職場の情報交換だけでは復職につながらないこともあります。特に回復期リハビリテーション病棟への入院期間が、脳卒中では150から180日が最大であるのに対して、休職期間は一般に1～2年可能なことが多いですので、会社側の意向として時間をかけての復職を望まれることが多くあります。このような場合、病院でのリハビリテーション期間が終了してしまいますので、何らかの形で復職のための練習を継続することが必要になります。

一般の回復期リハビリテーション病院では、病院でのリハビリテーションが終了した後は、介護保険サービスへ移行しますが、介護保険は復職支援を想定したサービスメニューを持っ

ておらず、患者様の復職ニーズと合致しません。そうなると、病院を退院後に患者様はどうしてよいかわからず、自分でハローワークなどの相談施設を訪ね歩く苦労をしなくてはなりません。ところが、就労相談施設では病状が分らないので、十分な対応ができないことも多いようです。このような事態を防ぐためにも、医療機関と就労支援機関が連携し、患者様の負担を減らすことが重要ですが、我が国の行政制度では、その連携が義務づけられておらず、各病院の方針に委ねられています。回復期リハビリテーション施設に転院する際には、退院後の復職・就労支援も念頭に入れて、復職・就労支援に熱心な病院か否か、把握しておくことをお勧めします。

後遺症が残った際の復職や再就労に対する支援は、都道府県の委託を受けた**障害者就業・生活支援センター**などで実施しています。また、再就労を目指した訓練施設も全国に数か所存在します。回復期リハビリテーション施設が、このような支援センターと連携して復職支援を実施していれば、もし復職に長期間必要になったとしても、円滑に継続的支援を受けることが可能です。

主な障害者の就業支援機関（広島県）

支援機関	所在地
障害者職業能力開発校（国立県営）	
広島障害者職業能力開発校	広島県広島市
地域障害者職業センター（独立行政法人）	
広島障害者職業センター	広島県広島市
障害者就業・生活支援センター（民間委託）	
みどりの町障害者就業・生活支援センター	広島県三原市
東部地域障害者就業・生活支援センター	広島県府中市
広島中央障害者就業・生活支援センター	広島県東広島市
広島障害者就業・生活支援センター	広島県広島市
呉安芸地域障害者就業・生活支援センター	広島県呉市
広島西障害者就業・生活支援センター	広島県廿日市市
備北障害者就業・生活支援センター	広島県三次市

自動車運転の法律厳格化
一定の病気の届け出義務

違反すれば　1年以下の懲役　あるいは30万円以下の罰金

平成23年鹿沼市、24年京都市で、運転手が発作性疾患の持病を申告せず運転し、多数の死傷者を伴う交通事故が発生しました。これを機に、平成26年6月1日、改正道路路交通法が施行され、**「一定の病気等に係る運転者対策」**が、厳格化されました。

この法律で言う「一定の病気」とは、統合失調症・てんかん・再発性の失神・無自覚性の低血糖症・そううつ病・重度の眠気の症状を呈する睡眠障害・脳卒中・認知症・その他安全な運転に支障のあるもの、を指しています。

対策としては、これらの病気の症状に関する公安委員会の質問制度を作り、虚偽記載があった場合は、1年以下の懲役あるいは30万円以下の罰金が科せられます。

質問票には、過去5年以内に、意識を失ったことがあるか？　身体が思い通りに動かせなくなったことがあるか、などが問われています。また、過去1年以内に、病気を理由として、医師から運転免許の取得又は運転を控えるよう助言を受けているかも申告せねばなりません。

高齢者の自動車運転事故が社会問題となっている昨今、自動車運転の可否については今後もますます厳正化されてきますので、注意が必要です。

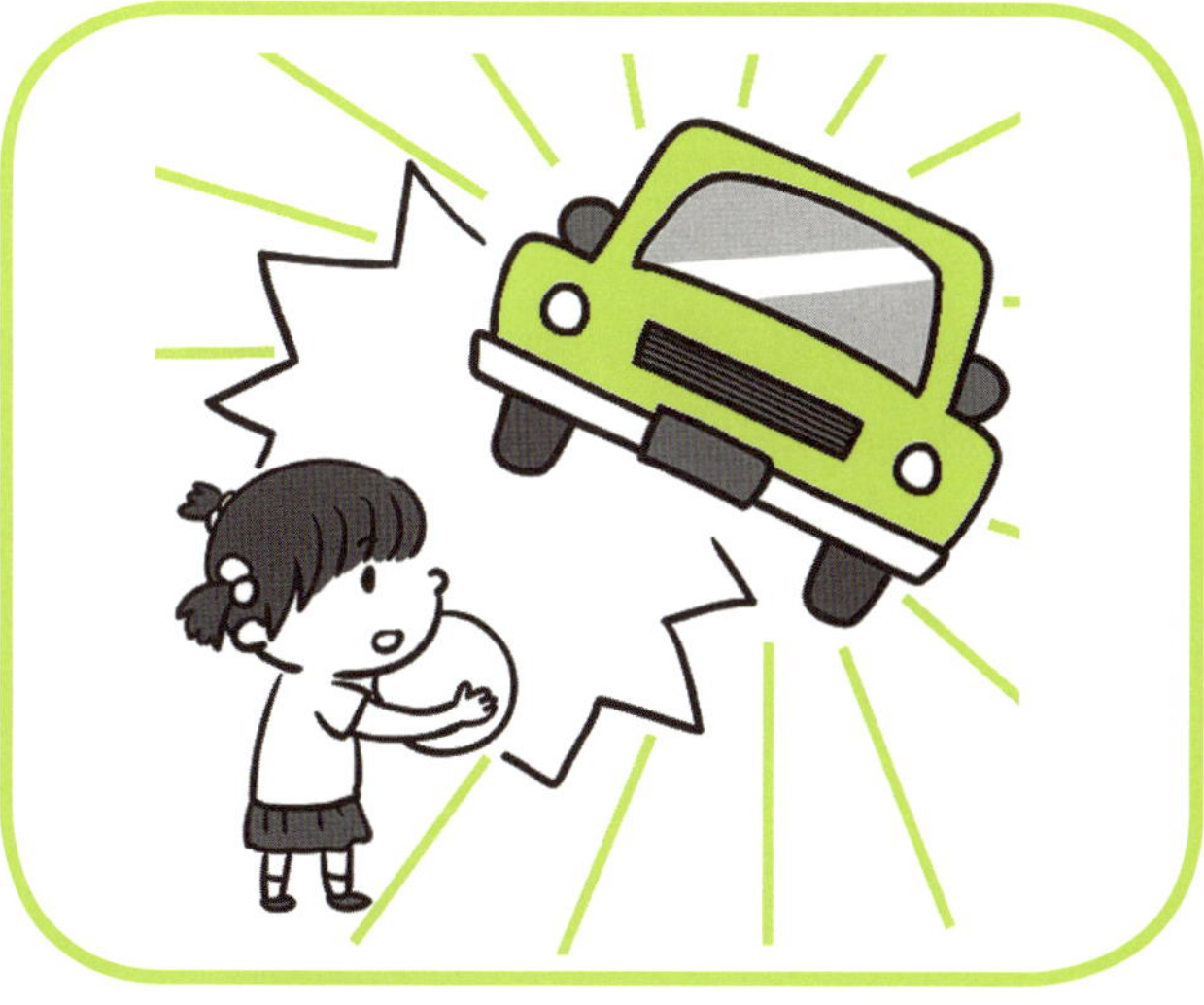

質問票

以下に該当することはありますか？

① 過去 5 年以内において、病気を原因として、又は原因は明らかでないが、意識を失ったことがある。

② 過去 5 年以内において、病気を原因として、身体の全部又は一部が、一時的に思い通りに動かせなくなったことがある。

③ 過去5年以内において、十分な睡眠時間を取っているにもかかわらず、日中、活動している最中に眠り込んでしまったことが週 3 回以上ある。

④ 過去 1 年以内において次のいずれかに該当したことがある。

- 飲酒を繰り返し、絶えず体にアルコールが入っている状態を 3 日以上続けたことが 3 回以上ある。
- 病気の治療のため、医師から飲酒をやめるよう助言を受けているにもかかわらず、飲酒したことが 3 回以上ある。
- 病気を理由として、医師から運転免許の取得又は運転を控えるよう助言を受けている。

改正道路交通法における医師の役割

警察に届け出ても　医師の守秘義務違反にはならない

これら一定の病気に関してはあくまで自己申告制ですが、医師にはこれを責任をもって運用するように、改正道路交通法において、以下の取り決めがされています。

以下は、患者様が申告制度に沿うように指導するための医師の役割です。

① 医師は、一定の病気等に該当する免許保有者を診察した場合、診察結果を任意で公安委員会に届け出ることができる。
② 医師の守秘義務に関する法律の規定は、本届出には適用されない。
③ 医師が「一定の病気等」と診察した者の免許の有無を、公安委員会に照会できる。

の、3点です。

さらに、免許の効力の暫定的停止制度が設けられており、これによると医師の判断で一定の病気等に該当すると疑われる方について、3か月を超えない範囲内で免許の効力を停止することができます。

特に、高次脳機能障害などの、外見から判断できない症状については、医師の判断が重要になります。いたずらに車の運転を禁止するのではなく、納得のいく判断をしてもらえる医師・医療機関を探すことが重要になります。

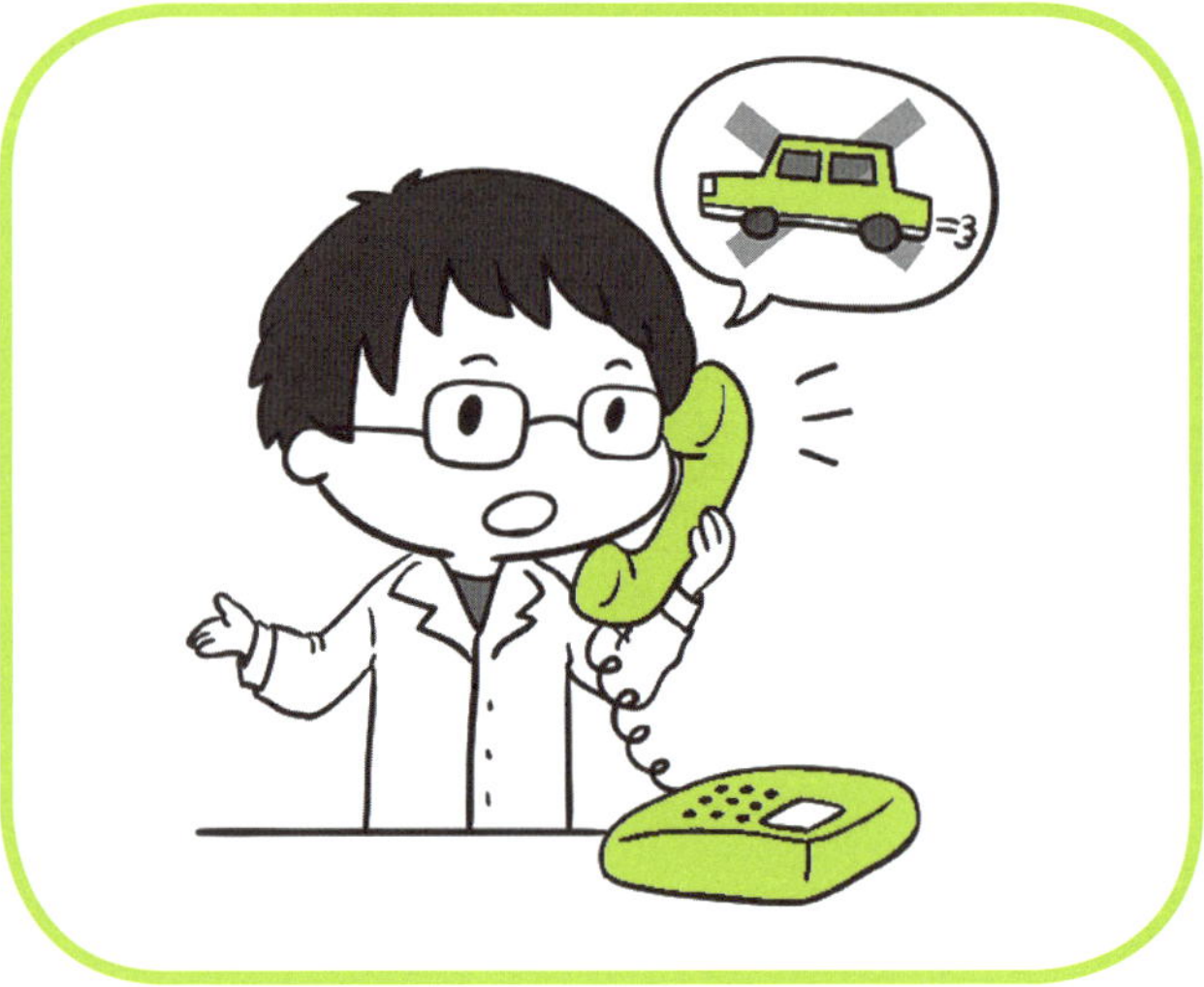

一定の病気後の自動車運転再開手続き

医師の意見書や聴聞などの何段階の手続きを経て審査する

一定の病気後の、運転再開までの実際の手続きを説明します。

調査用紙で一定病気などの該当項目の申請があった時、本人・家族への個別聴取が行われます。その後、臨時適性検査の実施が通知されるのですが、その際の一定の病気に関することに関しては、ほとんどの場合、医師の意見書提出という方法でなされます。てんかんや高次脳機能障害などは、通常、公安委員会では判断しかねる病状ですので、担当医師の意見書が必要なることは当然といえます。意見書によって一定の病気に罹っていると判断された場合、先ずは当事者からの聴聞・弁明の機会を与えられた後に、運転可否に対する最終判断がなされ、運転免許の取り消しや停止などの判断が下されます。

この際、一定の病気に罹っているとしても、一定の期間（1年以内など）の間に改善・治癒が期待できる際には、免許停止として再開が可能となります。

一定の病気後、事故を起こす可能性がどの程度あるか、グレーゾーンが広すぎて、厳密に予測する方法はありません（後述）。だからこそ、自分だけで判断せずに、しかるべき手続きを踏んで判断してもらうことが重要で、ひいては自分の身を守ることにつながります。

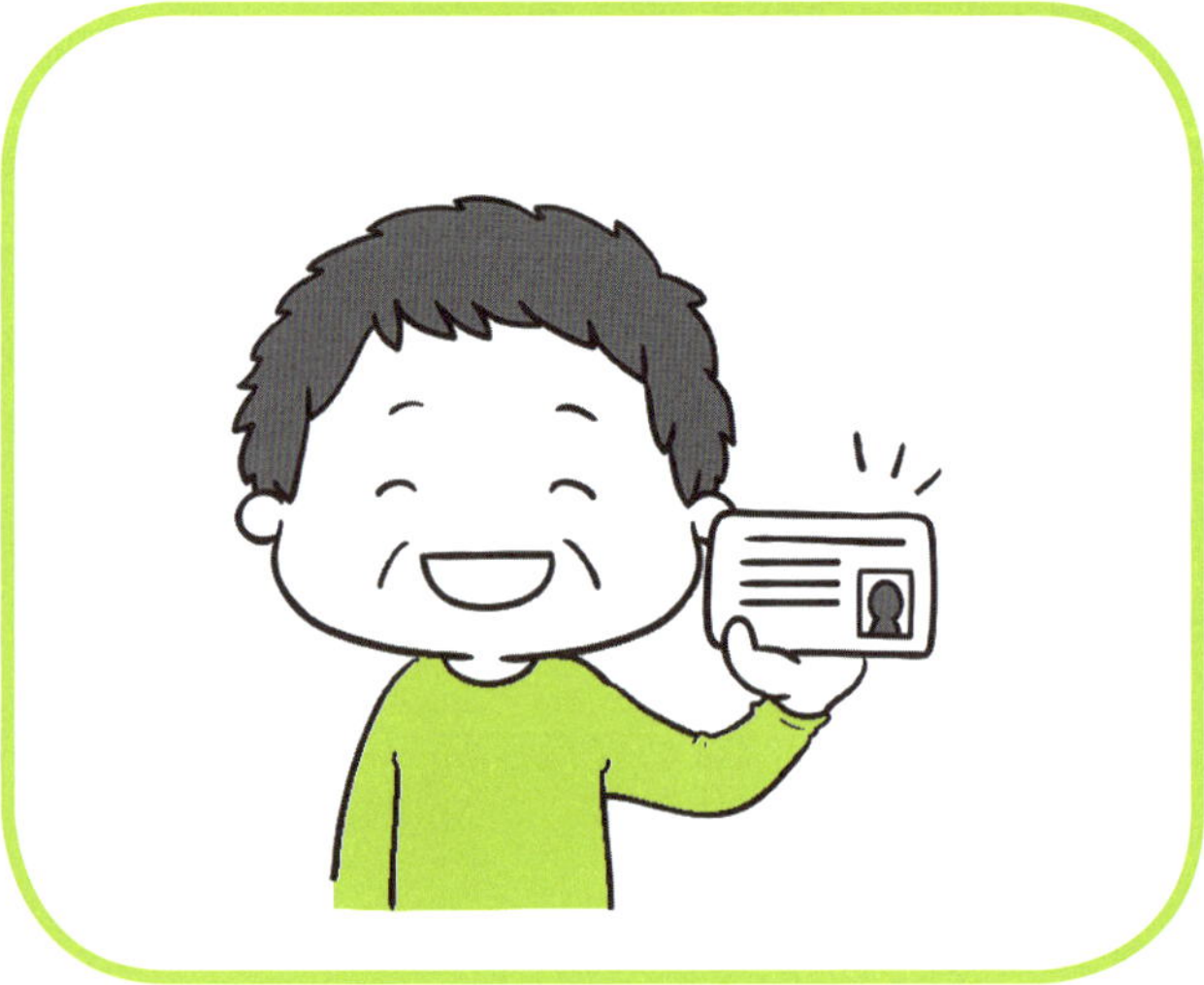

自動車運転再開審査の流れ

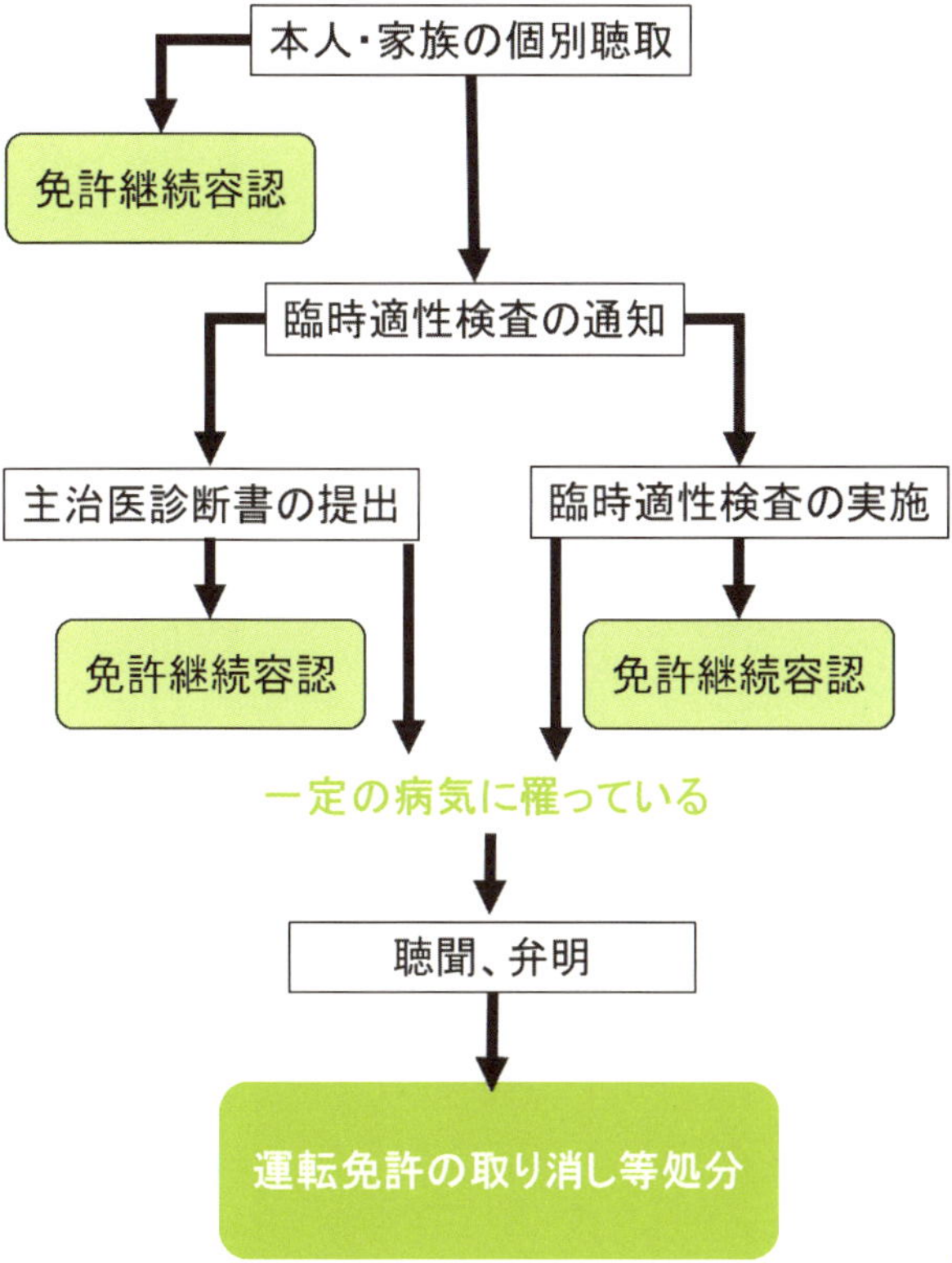

運転の可否について　包括的評価の必要性

複数の検査を組み合わせて　多角的に評価する

それでは、医師はどのようにして運転の可否を判断しているのでしょうか？

例えば、てんかん発作などでは、発作予防の状態によって明確な規定が設けられていますが、私が専門とする高次脳機能障害などの後遺症については、いわゆるグレーゾーンが広く、一律に論じることが困難な領域です。あるテストをして、1点でも正常値を下回れば運転はできないのか？　注意力は問題ないが病識が悪い人、記憶力がやや低下気味だが慎重に運転する人など、運転可否のとらえ方はさまざまです。

ですから、運転能力には、**「包括的評価」**が必要だといわれています。すなわち、高次脳機能について、脳画像から障害像を把握する、神経心理テストを用いて机上検査を行う、実際

自動車運転再開プログラム

（福山リハビリテーション病院）

インテーク
身体機能評価（視覚、聴力、運動能力）
神経心理学的検査

↓

実車評価（第1段階）
運転適性検査
教習所内運転成績

↓

実車評価（第2段階）
路上運転成績

↓

運転可能

に車を運転してみて安全性を確認する、などの多方向から包括的に評価することで、評価の信頼性を高めるのです。この考え方は、高次脳機能障害の項で説明した、スイス・チーズ理論と同じです。先進的な回復期リハビリテーション施設では、医療スタッフと自動車教習所が協力して、適性や技能を再評価しています。

また、評価だけではなく、運転再開に向けた練習も必要となります。自動車運転シミュレーターは運転再開のための技能向上に効果を発揮することが知られています。また、シミュレーターは、87%の正確性で脳卒中患者の運転能力を予測したというデータもあります。もちろん、教習コース（法律上は私道扱い）に行って、実際に運転して練習するのが有効であるのは言うまでもありません。

以前は病院の外でリハビリテーションを行うことを厚生労働省が認めていなかったのですが、平成28年度の診療報酬改定から、社会復帰につながる病院外でのリハビリテーションについても、一定の範囲内で認められるようになりました。

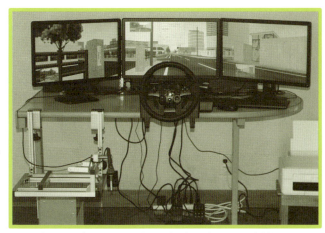

ドライブシミュレーター（福山リハビリテーション病院）

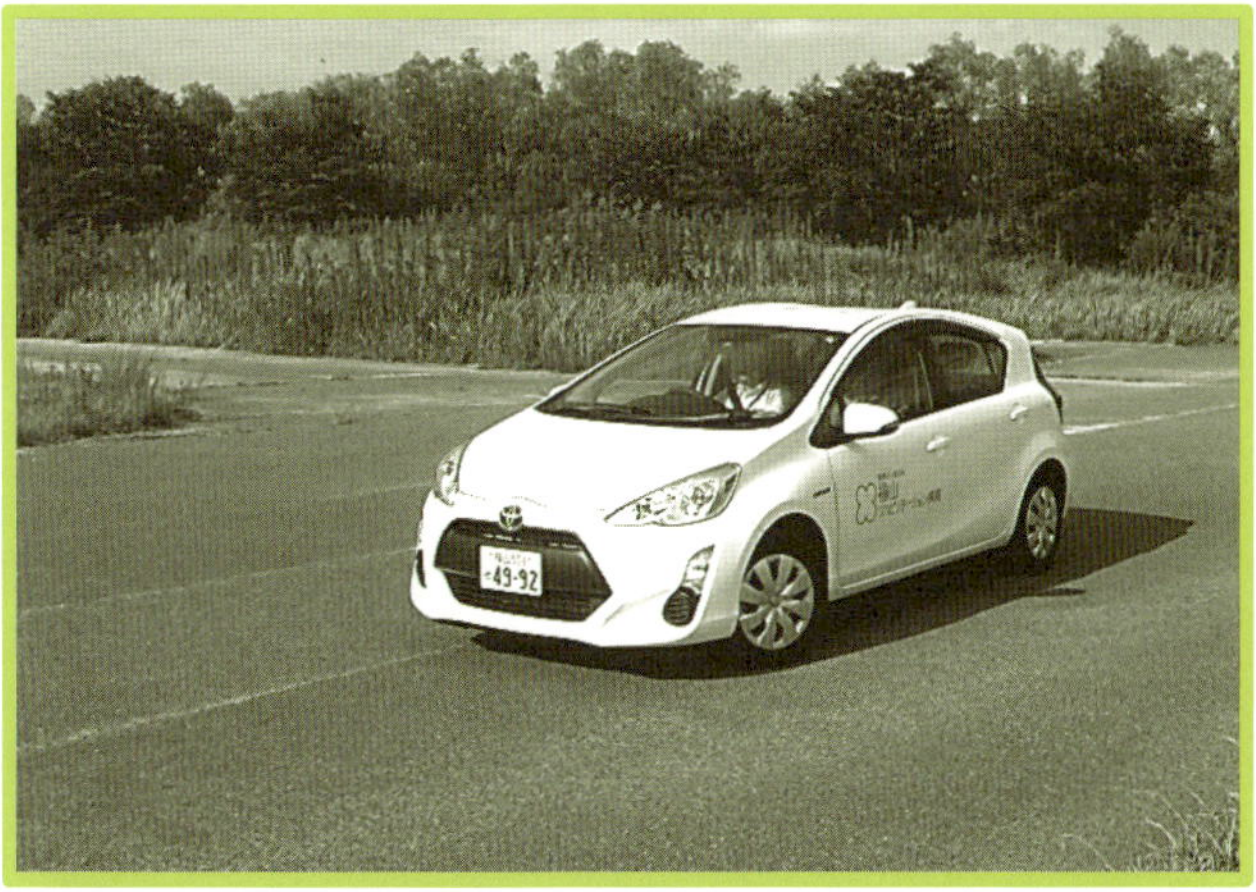

教習コース跡地での実車練習（福山リハビリテーション病院）

復職後について 情報伝達の重要性

仕事内容と本人の能力のギャップには2つのパターンがある

復職後の会社での状況について、以前私が高次脳機能障害者を対象に、「復職後に困ったこと」についてアンケート調査した際に、2つの両極端な結果が出ました。

回答で2番目に多かったのが、「今まで出来たことが出来なくなった。」というもので、予想どおりでしたが、一番多かったのが、「出来るのに、させてもらえない。」というもので、会社から大切にされすぎる、あるいは会社側がどう対応していいかわからないので放置される、というパターンです。これらの理由により、せっかく復職しても、その後退職される方もいらっしゃいます。このような場合、早めに相談して、医療者や就労支援センターなどの公的機関から正しい情報を会社側へ届け、本人に適した環境づくりをすることが必要です。

復職後の困りごと

パターン①

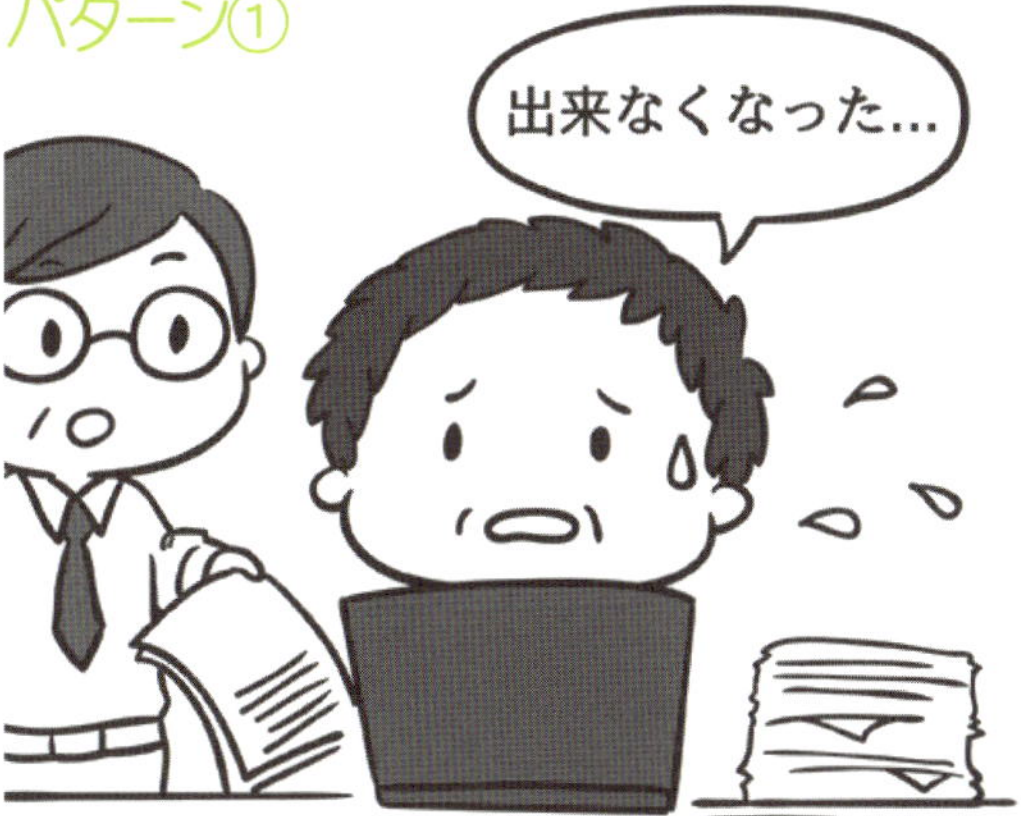

パターン②

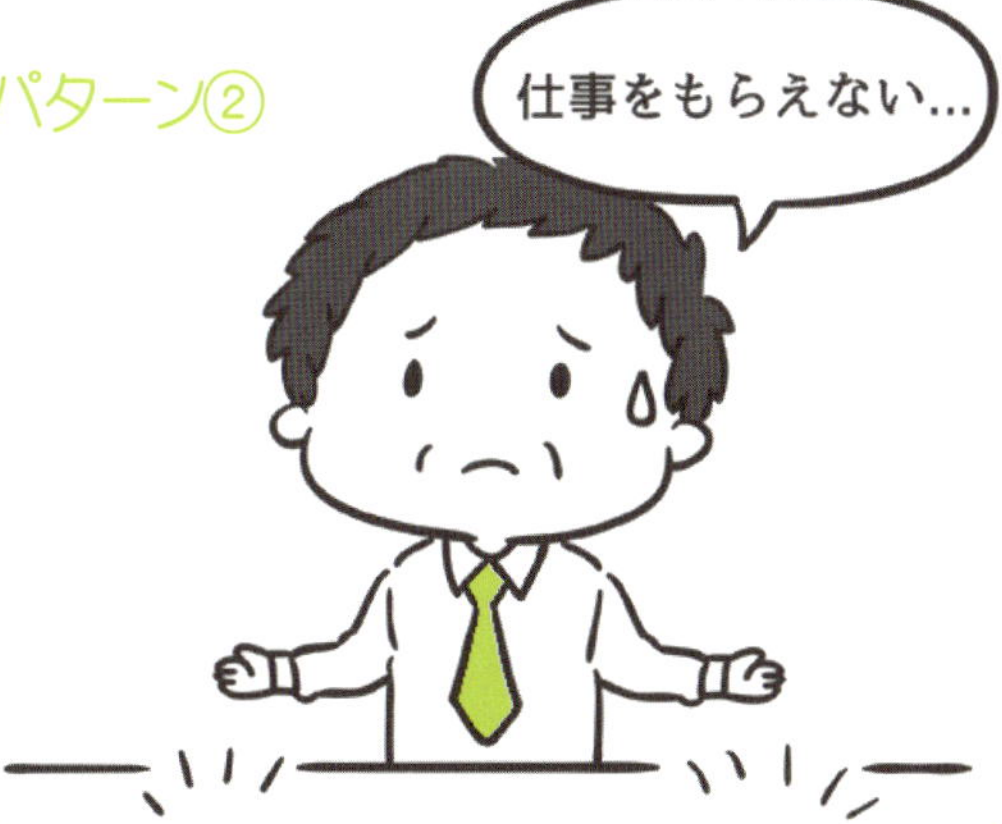

著者略歴

丸石正治（まるいし　まさはる）

防衛医科大学校卒業　防衛医科大学校脳神経外科教室

北海道大学医学部リハビリテーション医学講座助手

広島県高次脳機能センター　センター長

県立広島大学保健福祉学部コミュニケーション障害学科　教授

（現職）

医療法人健応会　理事長

広島大学　客員教授

医学博士　日本脳神経外科学会専門医　日本リハビリテ医学会専門医・指導医

著書　機能解剖　高次脳機能障害

イラスト作成

みいち　よう

患者様・ご家族のための回復期リハビリテーション

二〇一六年十月一日　初版第一刷　発行

発行者――丸石正治

発行所――ニューロエビデンス社

〒739-2119
広島県東広島市高屋高美が丘8-28-6
Email: neuroevidence@happy.bbexcite.jp

ISBN: 978-4-908916-01-4